MÉNINGITES CÉRÉBRO-SPINALES

AVEC

ENVAHISSEMENT MASSIF DU LIQUIDE CÉPHALO-RACHIDIEN

PAR

DES MICRO-ORGANISMES ET ABSENCE DE RÉACTIONS CELLULAIRES

PAR

Le Docteur A. CHARDON

DE LA FACULTÉ DE MÉDECINE DE PARIS
ANCIEN EXTERNE DES HOPITAUX DE PARIS
MÉDAILLE DE BRONZE DE L'ASSISTANCE PUBLIQUE
DIPLOMÉ DES SCIENCES PÉNALES

PARIS
VIGOT FRÈRES, ÉDITEURS
23, PLACE DE L'ÉCOLE-DE-MÉDECINE, 23

1911

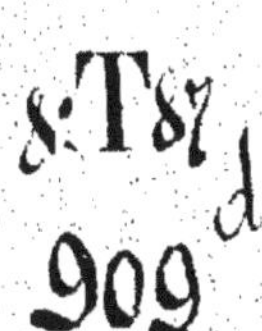

MÉNINGITES CÉRÉBRO-SPINALES

avec envahissement massif du liquide céphalo-rachidien

par

des micro-organismes et absence de réactions cellulaires

MÉNINGITES CÉRÉBRO-SPINALES

AVEC

ENVAHISSEMENT MASSIF DU LIQUIDE CÉPHALO-RACHIDIEN

PAR

DES MICRO-ORGANISMES ET ABSENCE DE RÉACTIONS CELLULAIRES

PAR

Le Docteur A. CHARDON

DE LA FACULTÉ DE MÉDECINE DE PARIS
ANCIEN EXTERNE DES HOPITAUX DE PARIS
MÉDAILLE DE BRONZE DE L'ASSISTANCE PUBLIQUE
DIPLOMÉ DES SCIENCES PÉNALES

PARIS
VIGOT FRÈRES, ÉDITEURS
23, PLACE DE L'ÉCOLE-DE-MÉDECINE, 23

1911

A MES PARENTS

A MES AMIS

A MES MAITRES DANS LES HOPITAUX DE TOULOUSE

MM. les Professeurs MOSSÉ, CESTAN, CAUBET, AUDRY, RÉMOND

A MES MAITRES DANS LES HOPITAUX DE PARIS

M. le Professeur WIDAL

M. le Professeur agrégé MORESTIN

M. le Dr VARIOT

Externat 1908-1909

M. le Professeur LANDOUZY

Externat 1909-1910

M. le Dr BABINSKI

Externat 1910-1911

A MON PRÉSIDENT DE THÈSE

M. le Professeur MARFAN

Médecin de l'Hôpital des Enfants-Malades
Chevalier de la Légion d'honneur

ENVAHISSEMENT MASSIF DU LIQUIDE CÉPHALO-RACHIDIEN PAR DES MICRO-ORGANISMES ET ABSENCE DE RÉACTIONS CELLULAIRES AU COURS DE MÉNINGITES CÉRÉBRO-SPINALES

INTRODUCTION

La période de fréquence des méningites cérébro-spinales que nous semblons traverser et l'attrait des nouvelles voies que nous a ouvertes la pratique de la ponction lombaire ont mis à l'ordre du jour l'étude cystologique du liquide céphalo-rachidien.

Pour poser d'une façon ferme le diagnostic et le pronostic, on a proposé la recherche de la formule leucocytaire. Son utilité ne se discute point : cependant il ne faut pas lui donner la valeur d'un critérium. On a bien vu que les méningites tuberculeuses n'étaient point les seules à donner une formule lymphocytaire pure et cette même réaction cellulaire a été trouvée dans diverses méningites : ourliennes, cérébro-spinales à leur début, méningites du Zona, etc.

De plus et c'est un fait qui a été bien mis en évidence, on connaît des syndromes dans lesquels les méninges étaient touchées, sans qu'il se produise *aucune réaction cellulaire* dans le liquide céphalo-rachidien. Ce sont les cas de méningismes, de méningites séreuses. Si on pratique une ponction lombaire au cours de ces états pathologiques, on obtient un liquide eau de roche, avec ou sans hypertension ; mais dans le quel on ne *peut déceler ni microbe, ni cellule.* On rattache anatomiquement ces troubles, soit à de l'œdème, soit à de la congestion, soit à tout autre phénomène vaso-moteur.

Mais les cas que nous nous proposons d'étudier ici, ont d'un ordre de faits bien différents, se séparant très catégoriquement du méningisme ou des méningites séreuses. Nous avons un envahissement en masse du liquide sous-arachnoïdien *par des microbes divers, sans réaction cellulaire.* C'est ce syndrome fondamental sur lequel nous voulons attirer l'attention. Absence de cellule et envahissement massif de microbes. C'est un état très particulier du liquide céphalo-rachidien : les microbes y pullulent, faisant songer à une culture pure. Jamais dans une méningite suppurée, on a constaté une telle abondance de germes pathogènes. Ces faits étonnèrent à tel point les observateurs que presque tous accusèrent d'abord une faute de technique opératoire, et ne se rendirent à l'évidence qu'après avoir recommencé plusieurs fois la prise du liquide et la préparation des lames, en se mettant, par tous les moyens, à l'abri de toute erreur possible.

Historique. — Avant les travaux de Widal Ravaut et Sicard, à une époque où l'examen cystologique des sérosités ne se pratiquait pas avec le soin qu'ils nous ont appris à y apporter ; un certain nombre d'auteurs avaient déjà décrit des méningites séreuses où le liquide céphalo-rachidien clair, ou légèrement trouble, contenait cependant des microbes décelables par la culture et l'inoculation. Les recherches faites par Hutinel et ses élèves, ont montré que le pneumocoque (Ch. Levi,) le staphylocoque (Lesné), le streptocoque (Nobécourt et Delestre), le bacille de Pfeiffer, pouvaient être isolés dans ces liquides d'apparence aseptiques. En 1900 Netter, dans un cas de méningite cérébro-spinale à liquide clair albumineux a pu déceler, par une inoculation positive à la souris, le pneumocoque comme agent pathogène. L'année suivante, à la Société de pédiatrie, Guinon publia l'observation d'une méningite séreuse, à bacille d'Éberth. En 1902, Ménétrier et Aubertin confirmèrent la communication de Netter, par une observation semblable. Pathoir et Dehon virent en 1905, une méningite séreuse à rechute, due au méningocoque. Un an après, Renon et Tixier publièrent un cas de méningite dans laquelle, en l'absence complète de réaction cellulaire, la recherche des albumines, l'inoculation aux cobayes,ont permis d'affirmer la nature tuberculeuse de l'affection. Mais c'est surtout en 1908, que la discussion ayant été portée devant la Société médicale des hôpitaux, on présenta de tous côtés des observations sur ces constatations étranges d'examen de liquide céphalo-rachidien. Rist et Boudet, Guillemot et Ribadeau-Dumas, Triboulet, Ribadeau-Dumas et Ménard, Achard et Ramond, Mery et Parturier, Castaigne et Debré (avec trois observations) Griffon et Abrami apportèrent des faits nouveaux, qui provoquèrent les discussions très intéressantes, auxquelles prirent part, en apportant aussi des exemples, Dopter, Vincent, Widal, etc...

En 1909, Ribadeau-Dumas et Debré exposèrent complètement la question dans la *Presse médicale*. Depuis, chaque année a apporté des observations de plus en plus nombreuses. C'est Fischer et Scherer qui donnent parmi quelque cas épidémiques une méningite séreuse où ils découvrirent un microorganisme pleiomorphe. Lesné et Simon trouvèrent du streptocoque et du pneumocoque chez deux malades, toujours sans réaction cellulaire appréciable ; Guillain et Vincent, Chauffard et Vincent, Lesieur, Froment et Garin, Lemierre et Vaucher et enfin Gaujoux et Maillet décelèrent le pneumocoque en culture pure, dans cinq nouveaux cas. Nous avons pu réunir ici 27 observations qui nous donneront, *in extenso*, tous les détails cliniques, bactériologiques et anatomiques, nous semblant nécessaires, pour la discussion d'une question encore si obscure.

OBSERVATIONS

Observation I

(Netter. — *Revue des maladies de l'Enfance*, 1900.)

Malade âgé de 42 ans, de tempérament assez nerveux, est pris d'une pneumonie lobaire gauche ; le huitième jour, la température s'élève, l'agitation devient plus marquée, il survient un myosis notable ; le sujet est pris de mouvements incoordonnés aux membres supérieurs, qui rappellent les mouvements de la chorée. Il existe un spasme pharyngé à type hydrophobique : si on introduit un peu d'eau dans la bouche, le malade ne peut ni la rejeter ni l'avaler. La raideur de la nuque est très manifeste, et le signe de Kernig très accentué. Ces symptômes nous font admettre l'existence d'une méningite pneumococcique à son début. Nous prescrivons des bains chauds et pratiquons la ponction lombaire. Celle-ci nous permet de retirer 40 grammes de liquide clair, transparent qui paraît, au premier abord, être un liquide céphalo-rachidien normal. Les symptômes durent trente-six heures et cèdent, tandis que se produit une nouvelle poussée pneumonique dans le côté atteint au début. Si l'on envisage les apparences macroscopiques du liquide, la disparition rapide des symptômes, on est assez tenté d'accepter le diagnostic de méningisme. Il s'agissait cependant d'une méningite vraie. En effet le liquide présente, au bout de quelques heures de repos, des flocons fibrineux peu nombreux. L'analyse chimique y révèle une proportion anormale d'albumine. L'examen bactériologique établit la présence de pneumocoque.

Observation II

(GUIGNON. — *Société de Pédiatrie de Paris*, 8 octobre 1900.

Une enfant de 8 ans est conduite le 5 juin à son médecin parce qu'elle est devenue tout récemment triste, sans entrain, elle a perdu l'appétit et la moindre marche la fatigue, elle souffre de torticolis. Jusqu'alors, à part une rougeole et une scarlatine, l'enfant n'avait pas eu de maladie sérieuse. Les antécédents héréditaires, l'état de santé de ses frères et sœurs ne permettaient pas de craindre la tuberculose.

Le 6 juin l'état est le même ; faiblesse, langue saburrale, torticolis, température axillaire de 38°. Le médecin pense à un embarras gastrique compliqué de rhumatisme musculaire et prescrit de l'antipyrine et un purgatif. Mais les symptômes s'exagèrent rapidement ; le 9 la fièvre atteint 40°8, prostration, décubitus dorsal, visage rouge, vultueux, ventre un peu ballonné ; gargouillement dans la fosse iliaque droite, quelques râles de bronchite dans les deux poumons. La douleur du cou a presque complètement disparu, le signe de Kernig fait défaut. M. Deges pense alors à une fièvre typhoïde et conseille des bains froids à 27° qui sont repoussés par la famille et remplacés par le drap mouillé. Pendant cinq à six jours on n'arrive pas à baisser la température qui oscille entre 40 et 41°. On substitue alors aux enveloppements les bains à 27° puis à 15°. A partir de ce moment la température oscille entre 38°8 et 40°. Le 20 apparaissent des accidents cérébraux nouveaux : agitation extrême, irritabilité, parole confuse, délire. On applique la glace sur la tête, et on donne des bains froids. Le 21 la perte de connaissance est complète, l'enfant pousse de temps en temps des cris plaintifs ; les yeux grands ouverts, elle a le regard fixe, les pupilles dilatées, elle semble ne plus reconnaître son entourage, frissons, grincements des dents; les cuisses sont fortement fléchies sur le bassin et les jambes sur les cuisses. Cependant il n'y a pas de raideur de la nuque ; la température oscille autour de 40°.

Le 23 les accidents cérébraux ne font que s'accentuer ; l'enfant agite constamment sa tête en la faisant rouler sur l'oreiller ; ce mouvement durera jusqu'à la mort. On pratique une ponction lombaire qui donne 20 centimètres cubes de liquide clair et produit une légère amélioration. Les jours suivants apparaissent des hémorragies intestinales qui se répètent à intervalle irrégulier : elles cessent deux jours avant la mort, qui survient le 7 juillet, trente-trois jours après le début apparent de la maladie. Le liquide céphalo-rachidien est clair, sans flocons visibles, il ne coagule pas par l'ébullition, même après l'addition d'acide acétique. A la centrifugation, pas de culot, le liquide du fond est examiné. On y trouve quelques bacilles se décolorant par le Gram et quelques rares globules blancs, pas de bacille de Koch. Un demi-centimètre cube inoculé à une souris et un centimètre cube dans le péritoine de deux cobayes, les animaux vont bien un mois après. Les cultures faites sur sérum Agar et bouillon renferment toutes un bacille en culture pure ; les colonies sont peu nombreuses. Ce bacille est identifié à celui d'Eberth.

Observation III

(Menetrier et Aubertin. — *Société anatomique*, avril 1902.)

D... Jeanne, fileuse, âgée de 28 ans est amenée le 10 avril au matin, à l'hôpital Tenon. A la visite nous trouvons la malade couchée en chien de fusil, les membres supérieurs fortement fléchis : cette contracture est très difficile à vaincre. Elle ne se laisse pas examiner, ne prononce aucune parole mais profère des grognements inintelligibles. Quand on la découvre, elle se pelotonne sur elle-même et cherche à se couvrir. On peut cependant lui prendre sa température qui est de 38° 8 ; la vessie est très distendue; on lui retire un litre d'urine, pas d'albumine. La malade n'a pas eu de vomissement, pas de selles. On porte le diagnostic de méningite probable. Le soir l'état est sensiblement le même et il est presque impossible d'examiner la malade ; la température se maintient à 38° 8. Le lendemain matin, les symptômes se sont un peu atténués et il est possible d'examiner la malade. Elle ne prononce que quelques mots d'ailleurs orduriers, mais consent à répondre par oui et non aux questions qu'on lui pose. C'est ainsi qu'elle avoue souffrir de la tête. Elle est couchée en chien de fusil, le dos tourné à la lumière; les bras sont encore fléchis mais on peut arriver à les étendre. On peut étendre également les membres inférieurs quand elle est couchée, car le signe de Kernig est encore très net. La tête est légèrement rejetée en arrière, par suite de la raideur de la nuque. Pas de convulsions; les pupilles sont égales, un peu dilatées, réagissant bien ; photophobie, pas de strabisme. La raie méningitique apparaît assez vite et persiste. La malade urine sous elle, sans distendre sa vessie; la constipation persiste. Pas d'écoulement de pus par l'oreille, pas de douleur à la mastoïde. Température 39° 5. Son mari donne des renseignements : Elle est sujette aux maux de tête ; elle a eu deux enfants morts de méningite. Sa maladie a commencé brusquement, le 9 au matin, où elle resta couchée ; le soir il l'a trouvé sans connaissance, dans la nuit, on l'a transportée à l'hôpital. Traitement : bains chauds, toutes les trois heures. Le 12, l'état général est un peu amélioré; la malade peut prononcer quelques mots. Elle se plaint de douleurs à la tête et à l'abdomen; elle est toujours couchée en chien de fusil ; le signe de Kernig persiste. Le 14, on pratique une ponction lombaire et l'on retire

5 centimètres cubes d'un liquide *clair et séreux*. Par centrifugation ce liquide donne peu de culot, qui se montre constitué par une *grande quantité de microbes* et *par très peu de leucocytes*. Les microbes sont des coccis disposés, soit en diplocoques, soit en chaînettes de diplocoques. La plupart ont une forme nettement lancéolée. On ne voit pas de capsule dans le baume, mais elle apparaît dans l'eau. Ces microbes sont extrêmement nombreux, formant pour ainsi dire tout le dépôt. Il faut parcourir de nombreux champs, pour découvrir quelques leucocytes : ce sont en majorité des polynucléaires (73,3 °/₀ contre 20 °/₀ de lymphocytes). Semé sur gélose, le liquide a donné, au bout de vingt-quatre heures, des colonies pures de pneumocoques encapsulés. L'inoculation à deux souris blanches, l'une de liquide non centrifugé, l'autre de liquide centrifugé, a provoqué la mort en trois jours à six heures d'intervalle. Le pneumocoque a été retrouvé dans le péritoine, la rate et le sang des souris. L'examen du sang donne 15.500 globules blancs pour 3.518.500 globules rangés : polynucléaires 79,46, mononucléaires 15,47, lymphocytes 5,05.

Le soir, la malade semble plus agitée. Elle a un délire tranquille et ne répond plus aux questions. Le pouls est à 120, faible mais régulier. Mydriase, pupilles égales, ne réagissant pas. Réflexes rotuliens abolis les Achilléens semblent conservées. Pas de Babinski. Le signe de Kernig persiste ; pas de convulsion. Temp. : 39°8. Le 15, la température monte à 40° ; l'état général est moins bon. Elle a du râle trachéal sans dyspnée. Le pouls à 130, petit, mou ; on note la présence de quelques vésicules d'herpès à la lèvre et au nez. Diarrhée ; pupilles moins dilatées ; douleur à la pression des globes oculaires. Le 16 au matin la malade est dans le coma ; la température monte à 40°5 ; le pouls est petit et régulier ; diarrhée abondante ; résolution musculaire. La malade meurt à midi, le huitième jour de la maladie.

Autopsie. — Méningite fibrino-purulente généralisée. Du

côté de l'encéphale; elle est surtout abondante à la convexité des hémisphères où elle forme des traînées de pus suivant les branches de la Sylvienne. Le pus forme des arborisations élégantes suivant le trajet des vaisseaux. Ceux-ci sont d'ailleurs superficiels par rapport à l'exsudat. Le pus est très abondant à la base; il forme des lacs à la face supérieure et inférieure du cervelet. La moelle est complètement entourée d'un manchon purulent très épais qui s'étend sur toute sa longueur sans respecter la région cervicale. Les poumons sont congestionnés mais crépitent bien et ne présentent pas d'hépatisation. Le foie est un peu congestionné, la rate grosse et diffluente, les reins augmentés de volume.

A l'examen histologique, la pie-mère est épaissie aux endroits où siège le pus. Les fibres conjonctives sont dissociées et lâches, les cellules conjonctives étoilées et globuleuses. On note la présence de grandes cellules arrondies ne semblant pas être des leucocytes. La membrane est infiltrée de pus à sa partie interne mais non à sa partie externe. Les vaisseaux sont différemment atteints : quelques-uns sont simplement dilatés, les autres sont thrombosés, renfermant un coagulum de fibrine. Tous baignent dans le pus sans en contenir. Le pus est bridé entre la pie-mère et le tissu nerveux ; fibrineux surtout près de ce dernier, il est, du côté de la pie-mère, presque uniquement composé de polynucléaires. La substance cérébrale est relativement indemne. Les méninges médullaires sont adhérentes au tissu nerveux. On y trouve du pus surtout en arrière. Les vaisseaux sont dilatés. Aucune lésion de pneumonie; on ne décèle pas de pneumocoque dans le poumon.

Observation IV

(PATOIR ET DEHON. — *Écho médical du Nord*, 15 janvier 1905.)

Angèle M..., 35 ans, fait un séjour à l'hôpital le 31 mai 1904, est considérée comme fatiguée et en état de misère physiologique. Elle revient le 30 juillet ; elle est fatiguée et présente de la torpeur. Rien dans ses antécédents héréditaires.

Comme antécédents personnels on trouve de légères hémoptysies à 22 ans ; elle a eu 7 grossesses, 5 enfants vivants et 2 fausses couches. Elle a souffert de nombreuses privations. A son entrée elle présente des points peu nets de névralgie sciatique et intercostale. Le trajet de son radial gauche est également douloureux, de même que la région scapulaire du même côté. Elle éprouve, en outre, des crampes dans les mollets et de la céphalalgie intermittente. Appétit mauvais, langue un peu saburrale, pas de constipation. Fatigue au réveil, quelquefois insomnie. Faiblesse considérable des membres inférieurs. Examen des viscères négatif : il n'y a rien, notamment, du côté de l'appareil respiratoire, du rein, de l'appareil génital et du système nerveux. Pas de température.

Diagnostic. — Neurasthénie.

Traitement. — Repos au lit ; régime alimentaire normal et glycéro-phosphate.

La malade reste sensiblement dans le même état, jusqu'au 11 septembre, avec des alternatives d'amélioration et de rechute et sans qu'à vrai dire on s'en occupe beaucoup. La température est restée normale.

Le 12 septembre, elle se sent mal à l'aise, plus courbaturée que d'habitude et la température axillaire est de 37°6, le matin et de 38°4 le soir. Ce jour-là et les jours suivants, elle se plaint surtout de douleurs vives sous formes de crampes, dit-elle, au niveau de la région épigastrique et stomacale. Langue saburrale, appétit nul, pas de vomissements, pas de constipation, la malade est abattue.

L'examen pratiqué le 12 et répété les jours suivants ne révèle pas trace d'affection localisée.

Du côté du système nerveux, notamment, sauf quelques soubresauts et un certain degré d'affaissement, on ne relève absolument rien.

On pense à une grippe : purgatif le premier jour, et antipyrine chaque jour suivant.

L'état de la malade ne s'améliore pas, sans toutefois qu'on puisse lui trouver de symptômes bien nets. La température a lentement monté et elle atteint 39° le soir du 17 septembre. En même temps, survient une céphalagie très forte. On suspecte une fièvre thyphoïde bien qu'en dehors de l'état général, il n'y ait pas raison d'y penser.

La céphalalgie continue ; elle est forte, gravative et à caractère nettement vespéral et nocturne ; elle tend à se localiser du côté de la nuque et de l'occiput. En même temps, sont apparus d'autres symptômes plus particuliers qui sont très nets, le lendemain 18. La malade nous dit, sur interrogatoire, car elle parle peu et reste toujours un peu hébétée, que depuis deux ou trois jours il y a des instants où elle voit double, quand elle regarde à droite et où elle voit passer des mouches volantes devant les yeux. Nous notons, en effet, tous les signes d'une paralysie du droit externe gauche. L'examen ophtalmoscopique fait par M. le Professeur Baudry ne révèle aucune lésion du fond de l'œil, les autres muscles des yeux et des paupières sont intacts, les réflexes pupillaires à la lumière et l'accommodation sont normaux. La malade examinée ne paraît présenter aucun autre signe du côté du système nerveux ; pas de constipation, pas de diarrhée, pas de vomissements : un peu de nausée, toutefois, quand elle absorbe du lait. Le pouls, qui est aux environs de 100 le matin et de 120 le soir, suit donc les fluctuations de la température : pas la moindre trace de dissociation ; cœur régulier ; respiration calme, régulière. Aucune paralysie des membres ou de la face. Pas la moindre contracture à la nuque ou aux membres. *Le signe de Kernig n'existe pas.* Réflexes tendineux normaux ; pas de signe de Babinski ; aucun trouble des sphincters ; fonctions intellectuelles normales, sauf un peu de torpeur.

Sensibilité intacte dans tous ses modes ; pas d'hyperesthésie (même les douleurs qui existaient le long de quelques nerfs et dans les régions épigastrique et stomacale ont disparu). Ventre souple, ni ballonné ni rétracté. La raie dite méningitique y apparaît avec une particulière netteté.

En somme, la symptomatologie se réduirait à une forte céphalalgie à caractère vespéral et nocturne et à une paralysie du droit externe gauche, avec diplopie, s'il ne s'y joignait des phénomènes vaso-moteurs qui, bien qu'existant dès les premiers jours, ne nous avaient pas frappés d'abord. Quand on lui parle, la malade devient subitement très rouge, puis pâlit, quelques instants après. Ces alternatives de pâleur et de rougeur surviennent même en dehors de toute raison émotive et la malade sent elle-même que, depuis quelques jours, elle éprouve des bouffées de chaleur lui monter sans cause, la nuit et le jour ; une voisine nous confirme ces accès soudains de rougeur et de pâleur.

Ajoutons que la malade n'offre aucun stigmate d'hystérie.

Cette symptomatologie un peu fruste nous laisse perplexes. L'idée d'une fièvre typhoïde abandonnée, nous pensons à une méningite tuberculeuse ou peut-être syphilitique. Ce dernier diagnostic nous est suggéré par le caractère nettement vespéral de la céphalalgie et par la paralysie oculaire ; et, bien que la malade interrogée et revue avec soin ne présente rien qui puisse faire penser à une syphilis passée ou actuelle, les deux pertes qu'elle a faite au début de son mariage nous poussent à admettre cette hypothèse : en conséquence, une injection d'huile grise (sept centigrammes de mercure) est faite le jour même.

Le 19, même état : température matinale : 38° ; température vespérale : 39°8. Les jours suivants, la température baisse et atteint à peine 39°, le soir ; le 23, elle n'a pas dépassé 38°. L'état de la malade s'est un peu amélioré, surtout en ce qui concerne la torpeur : les autres signes persistent.

Le 24 et le 25, nouvelle ascension thermique qui ne s'accompagne, d'ailleurs, d'aucun symptôme nouveau.

Ponction lombaire, le 26. Aucun incident.

Dès le lendemain de cette ponction, la température déjà notablement baissée, tombe au-dessous de 37° et la céphalée disparaît. La diplopie cesse, mais bien que le strabisme ait diminué, il y a encore de la paralysie très nette du droit externe gauche ; les troubles vaso-moteurs n'existent plus.

La malade va de mieux en mieux et paraît bientôt tout à fait guérie. Elle a reçu, en tout, trois injections d'huile grise. La guérison persiste jusqu'au 20 octobre. A cette époque, le strabisme reparaît et le thermomètre accuse, le 22, une petite poussée fébrile qui s'accentue, le 23 au matin (39°5). Pas de céphalalgie ; les troubles vaso-moteurs sont réapparus ; ils se montrent surtout la nuit et particulièrement du côté gauche. Aucun autre signe.

Le 24, défervescence brusque qui se continue les jours suivants. La malade se sent mieux et a des sueurs profuses du cuir chevelu ; elle éprouve encore un peu de céphalalgie à gauche et des douleurs à la région occipitale et à la région temporale : néanmoins son état s'amende et, sauf la paralysie du droit externe qui persiste toujours, il ne reste bientôt plus rien de ce court accès.

Deuxième ponction, le 31 octobre.

La malade sort de l'hôpital le 3 novembre 1904 ; elle est en fort bon état; cependant, la paralysie du droit externe gauche n'a pas disparu.

Nous n'avons pu revoir la malade.

Deux ponctions lombaires ont été pratiquées.

L'une le 26 septembre 1904 ; elle donne issue à un liquide absolument limpide « eau de roche » qui s'écoule lentement et goutte à goutte. 8 centimètres cubes environ de liquide céphalo-rachidien sont recueillis aseptiquement dans un tube à centrifugation stérilisé.

Ce liquide, après plusieurs heures de repos, reste absolument limpide sans aucun flocon fibrineux; chauffé et additionné d'une goutte d'acide acétique au 1/10, il présente un très léger louche d'albumine qui est indosable. Le liquide est centrifugé pendant un quart d'heure sans qu'apparaisse aucune trace de culot. Le fond du tube prélevé à l'aide d'une pipette stérilisée, étendu sur lames, séché lentement et coloré au bleu de Kuhne, ne présente ni éléments cellulaires ni microbes.

Préalablement, un ensemencement fait avec toutes les précautions d'usage a été pratiqué quatre heures après la ponction en bouillon peptonisé et placé à l'étuve à 38°. L'ensemencement a été fait également sur bouillon gélatiné et bouillon gélosé. L'ensemencement sur bouillon gélatiné est resté stérile : observé pendant plusieurs semaines, ce tube n'a rien donné. En revanche, l'ensemencement sur bouillon peptonisé a rapidement poussé et 24 heures après les deux tubes de bouillon étaient troubles dans toute leur hauteur et d'aspect soyeux. L'examen microscopique de cette culture montre de très fins diplocoques en grains de café rappelant à s'y méprendre l'aspect du gonocoque. Outre ces éléments en grain de café, on observe de très courtes chaînettes de cocci composées au plus de quatre ou cinq éléments et quelques tétrades. On n'observe aucun autre élément et il semble que la culture soit absolument pure.

Le diplocoque observé ne prend pas le Gram.

Les mêmes constatations sont faites avec la culture qui a poussé sur le tube de gélose et dont l'aspect macroscopique est le suivant : petites colonies blanches, rondes, d'aspect laiteux et qui, bien isolées au bout de vingt-quatre heures, sont devenues confluentes en quarante-huit heures. Après deux ou trois jours, la culture sur gélose, laissée à l'étuve, n'a plus poussé et, en somme, il s'agit d'une culture assez maigre dont le développement s'est arrêté rapidement et définitivement.

La culture sur bouillon a été réensemencée sur boîte de Petri et ne s'est pas plus développée que sur bouillon gélatiné, après observation de plusieurs semaines.

Pour vérifier l'identité de ce diplocoque, que nous pensions, dès lors, être du méningocoque, nous l'avons ensemencé sur bouillon-ascite, où il a poussé en moins de vingt-quatre heures. Au point de vue microscopique, nous y retrouvons le même diplocoque à l'état de pureté et avec les caractères relevés plus haut. Nous avons prié M. Vansteenberghe, chef des travaux pratiques de bactériologie à l'Institut Pasteur, d'examiner notre diplocoque. Il pense avec nous que c'est du méningocoque.

Une seconde ponction a été faite le 31 octobre 1904. Le liquide qui s'écoule a le même aspect eau de roche que la première fois et sort lentement et goutte à goutte : on en retire environ 20 centimètres cubes dans deux tubes à centrifugation stérilisés. Ce liquide ne contient pas plus de fibrine ni d'albumine que lors de la première ponction. L'ensemencement est fait au moment de la ponction avec le liquide qui s'écoule directement du canal rachidien, dans du bouillon non peptonisé (Formule de Grimbert). Vingt-quatre heures après, le bouillon est nettement trouble et présente les mêmes caractères que celui ensemencé avec le liquide de la première ponction.

Les deux tubes recueillis sont centrifugés pendant un quart d'heure ; il ne se forme pas de culot et, à l'examen microscopique, éléments cellulaires et microbes font défaut. L'examen de la culture sur bouillon montre un diplocoque en culture pure qui, ensemencé sur bouillon ascite, a poussé parfaitement ; en somme, il s'agit toujours de méningocoque.

Une inoculation faite à une souris blanche, dans les cavités pleurale et péritonéale, est restée sans résultats. La souris, sacrifiée quatre jours après, ne présente aucune lésion et son sang ensemencé reste stérile. Un cobaye n'a pas plus souffert d'une inoculation dans les cavités pleurale et péritonéale.

En somme, les deux ponctions ont donné un liquide limpide, de pression normale, sans fibrine, sans albumine, sans réaction leucocytaire, mais contenant du méningocoque que seules les cultures ont révélé.

Observation V

(Renon et Tixier. — *Société médicale des Hôp.*, 8 juin 1906.)

H. R..., 17 ans, employé au Crédit Lyonnais, est envoyé à l'hôpital de la Pitié par M. Triboulet, le 10 janvier 1906, avec le diagnostic de méningite tuberculeuse.

Les parents sont actuellement en bonne santé, ainsi qu'une sœur du petit malade âgée de 7 ans ; une autre est morte de la poitrine l'année précédente.

Antécédents personnels : Aucune fièvre éruptive, ni aucune maladie grave de l'enfance. Sa santé fut toujours considérée comme parfaite. Il y a six semaines, il se plaignit de céphalée et nausées sans vomissements ; puis, pendant une quinzaine de jours, il vomit plusieurs fois dans la journée. Les vomissements se produisent sans effort. Enfin, pendant les quinze jours qui ont précédé l'entrée à l'hôpital, les seuls signes observés furent une grande tristesse et un amaigrissement considérable. Le délire s'étant considérablement accru, les parents se décidèrent à demander son admission à la Pitié.

Le 10 janvier, on est en présence d'un jeune homme très amaigri, présentant des signes nets de méningite. Il existe un délire monotone, incohérent ; une légère inégalité pupillaire, avec mydriase à gauche ; une paralysie du moteur oculaire externe gauche. Les réflexes tendineux sont forts. On note de l'hyperesthésie des téguments, ébauche de Kernig, pas de raideur de la nuque ; la respiration est profonde, très irrégulière. La température normale à 37° contraste avec un pouls à 120, inégal dans son rythme, autant que dans son amplitude. Le malade a eu un vomissement en fusée. Du côté des autres organes il n'y a qu'un peu d'induration du sommet droit. Pendant une quinzaine de jours, peut-être sous l'influence des ponctions lombaires répétées, le délire disparaît presque complètement, l'appétit redevient excellent, le taux des urines augmente, le pouls tombe à 84 bien qu'il soit encore un peu irrégulier. L'état est tellement amélioré, qu'on pourrait mettre en doute la nature tuberculeuse de ce syndrome méningé, étant donné surtout les résultats cystologiques négatifs de tous les examens du liquide céphalo-rachidien.

Dans la journée du 26 janvier le malade se plaint d'une hyperesthésie assez douloureuse au niveau des piqûres lombaires ; il pousse de temps en temps des cris inarticulés ; le signe de Kernig est plus net, on remarque du trismus et des soubresauts des tendons. Le lendemain il eut une crise violente au cours de laquelle il faillit succomber subitement. Il perdit connaissance, le cœur se ralentit, devint irrégulier (30 pulsations), la respiration prend le type de Cheyne-Stokes avec période d'apnée de trente à quarante secondes.

Les membres supérieurs étaient légèrement contracturés.

Cette crise bulbaire, pendant laquelle les réflexes furent

abolis, dura dix minutes. Durant les sept derniers jours de la maladie, les signes cliniques s'accentuent.

Deux ponctions lombaires, pratiquées à deux jours d'intervalle, ne les atténuent en aucune façon.

L'état général est assez précaire bien que le pouls soit à 76 et la température à 37°4.

Le 3 février, le malade ébauche une crise bulbaire pendant une ponction lombaire. On le recouche aussitôt : la face et les membres se cyanosent, le pouls rapide, faible, irrégulier, atteint 120 puis 140 pulsations et il ne tarde pas à succomber sans avoir repris connaissance.

Il y a eu opposition à l'autopsie.

A la première ponction, le 11 janvier, on retire 32 centimètres cubes de liquide clair; on a 2 lymphocytes tous les trois ou quatre champs.

Albumine totale : 1 gr. 50 ; quelques hématies.

Deuxième ponction le 13 : 10 centimètres cubes de liquide clair, un lymphocyte tous les dix champs : 1 gr. 50 d'albumine.

Troisième ponction le 16 janvier : 10 centimètres cubes, examen cellulaire négatif ; 2 gr. d'albumine.

Quatrième ponction le 20 janvier : 30 centimètres cubes, mêmes résultats.

Cinquième ponction le 29 ; 15 centimètres cubes; une veine a été piquée, le liquide centrifugé est limpide, mêmes résultats.

Sixième ponction le 29 : 10 centimètres cubes.

Septième le 3 février ; 10 centimètres cubes ; encore du sang de la veine piquée lors de la cinquième. Aucune réaction cellulaire, même quantité d'albumine.

L'inoculation au cobaye : Deux cobayes reçoivent 10 centimètres cubes le 11 et 16 janvier. Le premier succombe trois mois et demi après, le deuxième, 4 mois après l'inoculation. Ils présentent tous deux de nombreuses tubercules dans le foie et la rate. Les frottis contenaient des bacilles de Koch peu nombreux mais indiscutables.

Observation VI

(Rist et Boudet. — *Société méd. Hôp.*, 16 nov. 1908.)

Homme de 35 ans, robuste, sobre, sans passé pathologique; valet de chambre. Comme unique tare, on relève un léger trouble de la parole, sorte de bredouillement qui se remarque surtout lorsqu'il est ému ou fatigué, et qui date, paraît-il, de l'enfance.

Le 10 février, le matin en se levant, il éprouve un vertige avec bourdonnement d'oreilles qui l'oblige à se recoucher. Il n'a pas souvenir bien net de ce qui se passa ensuite bien qu'il ne pense pas avoir perdu connaissance. Il sait seulement que son bras et sa jambe droite furent animés de mouvements convulsifs et qu'il éprouva un grand malaise.

Quand les convulsions eurent cessé et qu'il fut à peu près revenu à lui, il se mit à avoir des vomissements abondants, fréquents, ayant les caractères du vomissement cérébral en fusée. A ce moment il était fort abattu, pâle, un peu obnubilé, sa parole était très embarrassée. Il se plaignait de ne pouvoir se servir que difficilement de son bras droit dont la force musculaire était, en effet, très diminuée. Il lui était impossible de se tenir debout à cause du vertige qui survenait aussitôt. De temps en temps survenait un vomissement. Il était constipé. Le pouls était normal et régulier ; il n'avait pas de fièvre. Le lendemain les vomissements et la constipation avaient pris fin ; le malade se sentait beaucoup mieux, pouvait marcher, n'accusait aucune aphasie et se plaignait seulement de gêne dans les mouvements de ses membres droits.

Huit jours après, nous fûmes appelés à le revoir par la famille amie qui l'avait à son service. On nous apprit que, depuis l'accident que nous venons de rapporter, le malade présentait quelques troubles du caractère et de l'intelligence : il avait d'étranges distractions, des négligences inaccoutumées, des accès de tristesse puérile ; il devenait maladroit, se fatiguait très vite. Nous le décidâmes alors à entrer dans le service du Dr Beclère à Saint-Antoine, pour l'y observer de plus près.

Entré le 18 février, nous ne constatons chez lui ni raideur de la nuque, ni signe de Kernig, ni photophobie, ni troubles pupillaires. Il ne vomissait pas, son appétit était bon, il n'était pas constipé, mais il accusait une céphalée occipitale très pénible et très persistante ; une gêne croissante dans les mouvements du membre supérieur droit, et une gêne de la marche tenant à ce qu'il traînait la jambe droite et la sentait se dérober plus ou moins sous lui ; il éprouvait de la difficulté à conserver une direction donnée et à se maintenir en équilibre ; enfin il signalait une certaine confusion dans ses idées et une aggravation de son bredouillement habituel.

L'examen somatique nous fit voir que les réflexes rotuliens étaient normaux, mais qu'il existait du côté droit un signe de Babinski très net. Rien au pied gauche. Pas de clonus du pied, mais du clonus de la rotule droite; les réflexes crémantériens et abdominaux étaient normaux des deux côtés, on provoquait aisément la raie vaso-motrice.

La ponction lombaire nous permit de recueillir, dans un tube à centrifugation stérilisé, plusieurs centimètres cubes d'un liquide clair, incolore, s'écoulant par jet, pas absolument limpide ; par transparence on voyait de très fines particules en suspension que l'agitation rendait plus manifeste.

Par centrifugation ce trouble disparaît, mais à peine y a-t-il une goutte de dépôt. Au microscope cette goutte était dépourvue de tout élément cellulaire autres que quelques hématies clairsemées. A côté, un *feutrage de bacilles* non colorés par la thionine, colorés à la fuschine phéniquée de Ziehl et décolorés à Ag O'H et à l'alcool absolu donne une quantité de bacilles acido-alcools résistants. Il semble qu'on ait affaire à une culture, tant les amas bactériens sont compacts. On retrouve même sur certains points l'arrangement en torsades si frappant dans les préparations de bacilles de Koch. On fait le diagnostic de méningite bacillaire à foyer limité siégeant à la convexité. Mais il était impossible d'expliquer l'absence de réaction méningée.

Le malade est soulagé momentanément : la céphalée diminue. Le 22, pas de Babinski, réflexes rotulien et achiléen normaux ; il ne restait qu'un peu de flexion combinée du côté droit. On fait une ponction de 16 centimètres cubes : liquide sous pression réduisant la liqueur de Felhing. Après centrifugation on trouve de nombreux lymphocytes, mais pas de micro-organismes. Le lendemain reparaissent les signes d'irritation méningée : vomissements, irrégularité du pouls. Ceci pendant trois jours à la suite desquels on constate que la faiblesse et la maladresse du côté droit ont augmenté. Le 29 le signe de Babinski a reparu et les réflexes sont exagérés. La céphalée constante est très pénible ; constipation, langue saburrale et ébauche de paralysie faciale droite.

Le 12 mars ces symptômes disparaissent ; seule la céphalée et l'impotence fonctionnelle persistent.

Une ponction lombaire donne un liquide légèrement albumineux, réduisant la liqueur de Felhing, sans élément cellulaire. Mais on retrouve des bacilles acido-résistants, moins nombreux, plus granuleux et ayant des formes d'involution. On pratique deux inoculations. Le 30 mars on trouve des lymphocytes, mais pas de bacille, et pas de réduction de Fehling. Une autre fois on trouve des bacilles acido résistants. L'état du malade devient bon, les réflexes sont encore un peu exagérés à droite. Le malade quitte le service avec seulement un peu d'impotence du bras droit.

Il n'y eut aucun résultat aux inoculations ni aux ensemencements.

Observation VII

(Guillemot et Ribordeau-Dumas. — *Soc. méd. des hôp.*, 6 nov. 1908.)

Fillette de 5 mois admise pour convulsions apparues depuis trois mois au décours d'une affection broncho pulmonaire.

Le jour de l'entrée, syndrome méningé caractérisé.

Le troisième jour malgré deux ponctions lombaires on observe des contractures généralisées, tendance au collapsus. L'enfant succombe à la fin de la matinée.

L'autopsie montra l'existence d'une méningite purulente avec un exsudat couvrant la convexité des hémisphères, plus discret à la base et légères traînées purulentes au niveau de la moelle. Dans le poumon on trouve un noyau déjà ancien de broncho-pneumonie.

La ponction lombaire pratiquée plus de vingt-quatre heures avant la mort a donné les résultats suivants : liquide franchement trouble, sans grumeau, très albumineux. Par de légères secousses on voit se former des ondes soyeuses. Un examen microscopique montre l'*extrême rareté* des éléments cellulaires : un à deux polynucléaires par quatre à cinq champs. Par contre le liquide *fourmille* de diplocoques prenant le Gram. Ils ont en général l'aspect des pneumocoques, sans qu'on puisse cependant distinguer la capsule. Après centrifugation cette apparence est encore plus marquée sans que la proportion de leucocytes semble augmentée.

C'était un microbe semblable au pneumocoque mais différent par sa faible vitalité (3 jours) et par son faible pouvoir pathogène sur la souris blanche. Cependant sa morphologie ne permet pas de le différencier du pneumocoque de Talamon.

Observation VIII

(DOPTER. — *Soc. méd. des hôp.*, 6 nov. 1908.)

Malade qui, plusieurs jours après une fracture du crâne, se mit à présenter des phénomènes méningés peu accentués mais accompagnés de fièvre.

Deux jours après leur apparition une ponction lombaire montra l'absence complète de leucocytose dans le liquide ambré et non purulent. L'ensemencement donna du pneumocoque pur après vingt-quatre heures de séjour à l'étuve. Ce n'est que plusieurs jours après qu'une nouvelle ponction lombaire montra un liquide louche riche en polynucléaires et toujours en pneumocoques. A l'autopsie on constata les lésions classiques de la méningite purulente.

Observation IX

(TRIBOULET, RIBADEAU-DUMAS ET MÉNARD. — *Soc. méd. des hôp.*, 13 nov. 1908.)

Yvonne F..., 6 ans 1/2, est amenée à l'hôpital Trousseau avec le diagnostic de méningisme probablement lié à une lombricose encore en activité. Elle s'est cependant plainte dix jours avant son entrée de violentes douleurs d'oreille suivies d'un écoulement à droite. Elle semblait remise lorsque le 2 février elle accusa une céphalée violente. A l'examen, le 4, on constate un état méningé des plus nets. Hyperesthésie cutanée, troubles oculaires (nystagmus, strabisme intermittents) inégalité pupillaire. Peu de raideur, Kernig fruste.

L'écoulement d'oreille a disparu, aucun témoin extérieur de l'otite. A part quelques râles disséminés dans les poumons, les signes pulmonaires sont nuls. Pendant la visite elle rend un ascaris dans un vomissement et au cours de la journée, plusieurs dans ses matières. Température à 40°6.

Le 5 février mêmes symptômes. Elle rend encore des ascaris dans les matières. Température à 39°4; pouls bien frappé à 86° ; respiration très irrégulière à 3 heures après une visite de la mère, elle se cyanose et meurt rapidement après avoir rendu sous elle une selle liquide contenant de nombreux ascaris. Deux ponctions lombaires ont été faites. Le liquide de la première a l'aspect opalescent, avec des ondes soyeuses. On fait une inoculation à la souris.

L'examen microscopique montre de très nombreux agents microbiens et peu de leucocytes. On l'identifie au pneumocoque. La souris meurt dans les vingt-quatre heures. Les leucocytes sont très peu nombreux, lymphocytes et moyens mononucléaires dans la proportion de 3 pour 1.

Le liquide retiré le lendemain était plus franchement trouble, le culot plus épais. Les pneumocoques sont moins nombreux entourant les amas de polynucléaires. A l'autopsie on trouve la convexité du cerveau tapissée d'un enduit fibrino-purulent, formant de larges placards dans les sillons. A la base le pus est presque séreux. Dans les ventricules il y a quelques traînées purulentes. Pas d'abus. L'oreille moyenne à droite est pleine de pus verdâtre très épais. Le long de la moelle il y a quelques traînées purulentes surtout à la partie moyenne de la moelle dorsale. Le poumon droit présente une base hépatisée.

Observation X

(Mery et Parturier. — *Soc. méd. des hôp.*, 13 nov. 1908.)

Maurice S..., 1 an, entré au pavillon de la diphtérie. Dose de sérum : 90 centimètres cubes. Le 26 septembre, en cours de guérison, il a une poussée de congestion pulmonaire, la température monte à 40°. Ce jour-là apparaissent les premiers symptômes méningés. Le lendemain ces signes s'accentuent et apparaît une hémiplégie gauche avec paralysie faciale du même côté. Pouls rapide, réflexes exagérés. Ce sont les signes d'une méningite aiguë franche. La ponction lombaire pratiquée ce jour donne un liquide non hypertendu, trouble qui à l'examen montre des diplocoques encapsulés et prenant le Gram.

Le 20 novembre la température monte à 40°5. Une nouvelle ponction lombaire donne les mêmes résultats, mais les polynucléaires ont augmenté. La proportion des leucocytes par rapport aux microbes est très faible. L'enfant meurt dans le coma.

A l'autopsie le cerveau est recouvert d'une calotte de pus, sillonnée de grosses veines rouges. Il y a des traînées purulentes sur la moelle.

Les poumons présentent des noyaux d'hépatisation. Il y a le long des vaisseaux du péricarde des traînées de pus. L'examen bactériologique montre des pneumocoques assez petits. Il y avait dans le liquide céphalo-rachidien une abondance extraordinaire de germes et relativement très peu d'éléments cellulaires. Les polynucléaires augmentent à peine dans le culot de centrifugation.

L'inoculation à la souris a été négative.

Observation XI

(ACHARD. — *Soc. méd. Hôpitaux*, 13 nov. 1908.)

En 1901 avec M. Lauby nous avons constaté avec surprise, en examinant sur lame le culot de centrifugation d'un liquide céphalo-rachidien, la présence de bacilles, sans cellules. Nous nous demandâmes s'il ne s'agissait pas d'une impureté du tube; mais en 1903 se présenta un autre fait observé avec

M. Poisseau. Un homme d'une trentaine d'années entre pour un état infectieux accompagné de fièvre, de céphalalgie et d'un peu de raideur de la nuque. Ponction lombaire qui donne un liquide clair et dont le culot donna une grande quantité de bacilles ressemblant à des colibacilles et pas de cellules. Croyant encore à quelque impureté nous refîmes le lendemain une ponction lombaire qui nous donna malgré toutes les précautions prises le même résultat.

Chez ce malade la guérison fut prompte.

Observation XII

(Achard et Ramon. — *Soc. méd. des Hôp.*, 13 nov. 1908.)

Femme âgée de 32 ans, entre le 10 octobre 1904 salle Valleix, n° 16, à l'hôpital Tenon. Le mari raconte que la veille elle a été prise brusquement en se levant d'un violent mal de tête. Elle vomit son premier déjeuner, se coucha à midi et eut encore deux vomissements dans la journée.

Le 19 au matin elle tombe dans le coma.

La malade est couchée en chien de fusil, il n'y a pas de paralysie; les pupilles sont égales et réagissent bien. Il y a de la photophobie. La pression des yeux semble douloureuse; on note un peu de nystagmus; raideur de la nuque et signe de Kernig très net. Les réflexes rotuliens sont normaux, pas de flexion des orteils. Pouls à 65, respiration régulière. Incontinence d'urine et de matières fécales. Pas d'écoulement d'oreille. Température 39°8. Son enfant qu'elle allaite est bien portant.

Le 20 octobre après une nuit calme la malade n'est plus couchée en chien de fusil, mais dans le décubitus dorsal en résolution complète. Plus de nystagmus mais un strabisme très marqué à gauche. Les pupilles sont inégales et dilatées la plus large à droite. Raideur de la nuque et signe de Kernig. Température : 39°2.

On fait une ponction lombaire qui évacue environ 50 centimètres cubes d'un liquide louche, opalin, moiré et hypertendu. Ce liquide examiné directement renferme en très grande quantité des diplocoques lancéolés et encapsulés qui prennent le Gram. Leur nombre est tel qu'il donne l'impression d'un bouillon de culture. La centrifugation n'éclaircit pas le liquide. Le culot ne renferme qu'un petit nombre de polynucléaires et de nombreux amas de diplocoques entourant le leucocyte d'une auréole. Dans l'après-midi légère contracture, les pupilles sont ponctiformes, les yeux convulsés à gauche et en haut, respiration irrégulière stertoreuse, pouls à 90, température 40°2 : Mort brusque à 9 heures.

Autopsie. — Pas de lésion au cœur et aux poumons ; foie gros mou congestionné ainsi que les reins. Le cerveau est recouvert d'un enduit épais, crémeux, très fibrineux et adhérent, qui nivelle toutes les circonvolutions. Son épaisseur atteint 1 centimètre.

Or la base l'exsudat est plus discret. Pas de lésion du crâne ou des oreilles. La moelle est normale. Histologiquement l'exsudat est formé de leucocytes polynucléaires pressés et agglutinés dans la fibrine ; les microbes sont difficiles à retrouver. La substance cérébrale semble normale.

Observation XIII

(Vincent. — *Soc. méd. hôp.*, 1908.)

En avril 1907, j'ai eu à traiter dans mon service du Val-de-Grâce un homme qui présentait le tableau clinique d'un syndrome méningé de faible gravité : céphalée, vomissements, photophobie, sensibilité des globes oculaires, légère raideur de la nuque, ébauche du signe de Kernig à droite. Le mouvement fébrile persiste pendant trois jours sans dépasser 38°. On constatait un peu d'état saburral de la langue, et de la constipation. Le malade était entièrement guéri vers le dixième jour.

La ponction lombaire faite au quatrième jour, ramena un liquide à peine louche dans lequel je ne constatais à ma grande surprise que quelques flocons fibrineux et des microcoques. La recherche des éléments cellulaires fut à peu près négative car je ne trouvais que deux lymphocites et deux ou trois polynucléaires.

La culture donna du microbe ayant des attributs du tétragène.

Observation XIV

(Castaigne et Debré. — *Soc. méd. hôp*, 1908.)

Il s'agit d'un homme âgé de 50 ans qui est entré le 30 août 1907 à l'hôpital Boucicaut dans le service de M. Letulle suppléé par l'un de nous. Sans nul doute c'est un tuberculeux de vieille date. Il a perdu sa femme de phtysie en 1905 et depuis lors il a commencé de tousser et cracher.

Mais les accidents pour lesquels il sollicite son admission sont d'ordre tout différent. Le 15 août au soir, il se sent très mal à l'aise, est secoué par des frissons et se plaint de céphalée et de vomissements. Le lendemain il va néanmoins au bureau où il est employé et y passe la journée en dormant sur la table toujours en proie à une céphalée atroce. Le 17 il se trouve si mal qu'il reste au lit. D'ailleurs il fut à partir de ce moment en proie à un délire actif : il se croyait à Bezançon sa ville natale et voulait à chaque instant se lever pour aller à son travail. Il semble que durant cette période, l'attention des médecins n'ait été attirée que par son poumon et que ces troubles nerveux n'aient été considérés que comme du *delirium tremens* au cours d'une affection pulmonaire. Lors de son entrée le 31 août on constate de la matité au sommet droit et à la base, matité, abolition des vibrations et du murmure vésiculaire ; plus haut on entend un souffle et des râles crépitants et sous-crépitants. Une ponction exploratrice pratiquée nous fait retirer du liquide dans lequel on trouva de nombreux placards endothéliaux et des polynucléaires. Notre impression est que le sujet fait une pneumonie avec forte réaction pleurale. A gauche les signes stétoscopiques sont moins marqués et ne permettent pas de dire s'il y a de la tuberculose en évolution de ce côté-là. Mais le malade présente aussi des symptômes nerveux manifestes, troubles de l'intelligence qui se traduisent surtout par la perte de la mémoire ; mais la compréhension est bonne ; il comprend ce qu'on lui dit, exécute les ordres qu'on lui donne, peut lire mais difficilement, sa parole hésitante ressemble à celle d'un paralytique général. La sensibilité est normale, la céphalée du début a disparu.

Les troubles moteurs se bornent à une paralysie vésicale entraînant de la rétention d'urine,

Pas de signe de Kernig ; tous les réflexes sont normaux sauf le rotulien droit qui est à peu près aboli, alors qu'il est normal à gauche. Il n'y a pas de fièvre et cependant un pouls à 110 ; enfin la langue est sèche, fendillée et rôtie, il y a du muguet sur la face interne de la joue droite. Nous portons un pronostic très grave.

Dans les jours suivants les symptômes pulmonaires rétrocèdent, on voit apparaître de gros frottements ; mais le diagnostic de méningite spinale se confirme, le malade présentant de la raideur du cou, puis du tronc et ayant un signe de Kernig très net.

L'obnubilation rétrocède. Il mourut le 8 septembre pour ainsi dire de cachexie progressive et nous insistons sur ce fait que la température resta aux environs de 37° pendant tout son séjour.

Ponctions lombaires. — La première faite le 31 août ramena un liquide *clair*, non hypertendu. L'examen direct montre une *telle abondance* de diplocoques que nous croyons à un vice de technique. Par centrifugation nous trouvons une lymphocytose discrète comme chez un sujet normal. La seconde ponction fut faite le 2 septembre pour contrôler la première.

Or loin d'infirmer nos premières constatations, elle les confirme de la façon la plus absolue : le liquide contenait encore des diplocoques en grande quantité *et pas d'éléments leucocytaires.* Mais à l'étuve le liquide se troubla très vite ce qui était en rapport avec le développement des microbes qui en revanche poussèrent très mal sur les milieux ordinaires. L'inoculation à la souris entraîna rapidement la mort de l'animal dans le cœur duquel on trouva à l'état de pureté un diplocoque que nous avons identifié à celui de Talamon. Ajoutons que le liquide contenait trop peu d'albumine pour qu'on pût la déceler par AzO^3H ; néanmoins il y avait un léger trouble par la chaleur en milieu acide. La réaction de Fehling n'était pas nettement positive.

Résultats de l'autopsie. — Tuberculose caséeuse du sommet droit ; le lobe inférieur est hépatisé et entouré d'exsudat fibrineux épais ; à gauche un noyau de broncho-pneumonie lobulaire à la base. Le cerveau et la moelle n'étaient lésés qu'au niveau de leurs enveloppes. Les méninges molles cérébrales sont congestionnées dans leur ensemble et présentent à la base une infiltration assez marquée. Les méninges rachidiennes sont congestionnées dans la zone cervicale et dorsale supérieure, épaissies et infiltrés au-dessous.

Mais cette infiltration est beaucoup moins marquée que dans les méningites suppurées et siège aussi bien à la face antérieure que postérieure. Nulle part on ne trouve d'exsudat fibrineux ayant pu englober les leucocytes et on ne constate pas de leucocytes sédimentés dans les parties déclives.

La réaction méningée n'est traduite que par de la dilatation vasculaire avec leucocytose très discrète qui reste infiltrée dans la paroi.

Observation XV

(*Des mêmes.*)

Malade présentant des crises d'épilepsie jaksonienne et chez lequel on soupçonnait une méningite tuberculeuse.

La ponction lombaire fit trouver du *pneumocoque* à l'état de pureté dans le liquide céphalo-rachidien *sans réaction leucocytaire*. La ponction, refaite le lendemain, donna les mêmes résultats.

A l'autopsie, le malade présentait un abus superficiel du cerveau, d'où étaient partis les pneumocoques qui avaient pullulé dans le liquide en ne provoquant que de la leucocytose minime qui resta intra-pariétale comme dans le cas précédent.

Observation XVI

(*Des mêmes*).

Recueillie dans le service de M. Netter.

Il s'agit d'un nourrisson chez lequel la ponction lombaire pratiquée à deux reprises a permis de constater un nombre considérable de cocci agglomérés prenant le Gram, se présentant comme une culture pure. Les recherches de culture et d'inoculation semblent indiquer qu'il s'agit de streptocoque de Bonome plutôt que de pneumocoques de Talamon. En tous cas, il n'y avait aucun élément cellulaire constatable après centrifugation du liquide.

Observation XVII

(Griffon et Abrami. — *Soc. méd. des Hôp.*, 1908.)

Malade âgé de 32 ans, était entré à la Pitié, salle Serres, lit 30, service de M. Darier, suppléé par M. Griffon, le 14 avril 1905. Il offrait des signes manifestes de tuberculose pulmonaire chronique et se plaignait de céphalée violente. Il toussait depuis longtemps. Sa femme morte tuberculeuse il y a à peine trois mois. Actuellement il tousse davantage. La température est de 39° et les sueurs sont profuses. L'amaigrissement s'est accentué.

L'exploration de la poitrine dénote des lésions tuberculeuses bilatérales mais plus avancées à droite, sous la clavicule où elles revêtent la forme cavitaire. Les jours qui suivent l'entrée, la température offre de grandes oscillations avec chute matinale d'un [illegible]. La fièvre cesse au bout de quatre jours mais remonte bi[illegible] à 38°5.

Le 18 avril, apparaît de l'agitation, du délire nocturne, la céphalalgie est violente, il se produit la nuit un vomissement, Le malade est couché sur le côté droit en chien de fusil, plus amaigri qu'à son arrivée. Raideur de la nuque, signe de Kernig ébauché ; le ventre est rétracté et il y a de la rétention d'urine.

Le 20 avril, le malade étant dans le coma on pratique une ponction lombaire. Le malade succombe vingt-huit heures après.

Ponction lombaire. — Elle donne quinze centimètres cubes de liquide clair, albumineux non fibrineux.

La centrifugation révèle une lymphocytose presque pure, pas d'hématies. On compte 13 à 17 éléments cellulaires par champ. La formule leucocytaire est :

Lymphocytes. . . . . 88 %
Grands mononucléaires. . . . . . 10 %
Polynucléaires . . . . 2 %

L'examen bactériologique extemporaire montre *un fourmillement de bactéries libres* entre les éléments cellulaires. Ces bactéries sont des bacilles les uns allongés, les autres en coccobacilles qui se décolorent par la méthode de Gram. Examinés sans coloration, en gouttes, ils sont mobiles. Pas de bacilles de Koch.

Les cultures en bouillon, eau peptonée et gélose donnent au bout de vingt-quatre heures des résultats positifs. Il présente tous les caractères morphologiques et biologiques du colibacille. L'inoculation à deux cobayes en injection sous-cutanée d'un centimètre cube chacune de liquide céphalo-rachidien devait mettre hors de conteste la nature bacillaire de la méningite. D'ailleurs le malade ne devait pas tarder à succomber et l'autopsie venait confirmer le diagnostic.

Ajoutons que la culture du sang pendant la vie avait montré la présence du colibacille.

Enfin le sérum était dépourvu de propriétés agglutinantes vis-à-vis des deux échantillons colibacillaires retirés l'un du sang, l'autre du liquide céphalo-rachidien.

Observation XVIII

(GUINON ET VIEILLARD. — *Soc. de pédiatrie*, 1908.)

G. Marcel, entre à l'âge de 24 jours à l'hôpital Trousseau (30 octobre 1906). La mère primipare a accouché à terme. L'enfant ne présente ni catarrhe nasal, ni toux des premiers jours, mais il n'a jamais pris le sein facilement. Aucun traumatisme.

Le 3e jour il a une conjonctivite purulente ; le 6e jour il

est atteint de convulsions, puis de contracture généralisée, trismus. L'enfant est absolument rigide. L'état de rigidité est continu, à peine un peu de souplesse dans le sommeil. La face est convulsée, les yeux comme rétrécis par la contracture. Les membres sont en extension forcée, les membres inférieurs en rotation externe, les pieds et les orteils fléchis. L'enfant présente de la cyanose généralisée intense et constante. Il n'a jamais eu de suintement de l'ombilic. Température : 36°3. Étant donné la permanence sans paroxysme de la contracture on élimine le tétanos.

Le 31 octobre, température 37°, une selle verte.

1er novembre, température 37°6, poids 2 kgr. 370. On fait une ponction lombaire ; on ramène deux centimètres cubes de liquide teinté de sang. Ce dernier gêne beaucoup; cependant il semble n'y avoir ni lymphocytose, ni microbes. Le 3 novembre il y a une conjonctivite purulente abondante. L'enfant meurt rapidement le 9 novembre sans que son état se soit aggravé d'une façon apparente.

Autopsie. — Surface cérébrale congestionnée. Dans la sylvienne gauche on trouve un long tractus de pus sous-arachnoïdien ayant l'aspect du pus à pneumocoque. Le pus se prolonge sur le bulbe et sur la face inférieure du cervelet. Il y a un exsudat jusqu'à la partie inférieure de la moelle.

L'oreille est pleine de pus. On décèle le pneumocoque.

Observation XIX

(Pissavy et Guggenheim. — *Soc. méd. des hôp.*, 11 juin 1909.

Malade âgé de 50 ans, entré le 9 avril, dans le service de M. Bruhl à l'hôpital Bichat.

Dès son arrivée, nous constatons en même temps qu'une température de 39°0, des symptômes méningés caractérisés : délire tranquille, céphalée, raideur très marquée de la nuque, signe de Kernig, irrégularité du pouls et de la respiration, inégalité pupillaire et hyperesthésie généralisée. Les réflexes tendineux sont exagérés, les réflexes cutanés normaux. Le malade est constipé et présente de la paralysie vésicale avec miction par regorgement.

Le début de l'affection remontait à quinze jours ; débutant par des douleurs de tête et des membres ; le délire a apparu quarante-huit heures avant l'entrée du malade à l'hôpital. Tous ces accidents se sont déclarés en pleine santé.

Une ponction lombaire faite le 10 avril donna issue à un liquide parfaitement clair qui s'écoula en jet. Peu de temps après, le malade tomba dans le coma. Il présentait une telle contracture qu'en le prenant par la tête on le soulevait tout entier.

Le liquide céphalo-rachidien fut jeté par erreur avant d'avoir été ensemencé. L'examen microscopique des préparations faites immédiatement après centrifugation montrait l'*absence complète d'éléments cellulaires* mais révélait d'autre part une quantité de *microbes aussi grande que dans un bouillon de culture*. Ces microbes ne prenaient pas le Gram et avaient l'aspect de cocobacilles.

L'autopsie montre tous les organes sains, sauf les centres nerveux. Les méninges molles étaient congestionnées tant au niveau de la moelle qu'au niveau du cerveau. Il n'y avait pas de granulations tuberculeuses.

Observation XX

(G. Fischer et P. Schérrer. — *Presse médicale*, 21 août 1900.)

Sur 5 cas de méningite, sorte d'épidémie où on trouva un microbe pléiomorphe, 4 cas donnèrent une réaction polynucléaire. Le cinquième cas donna une *absence complète de réaction cellulaire*.

Observation XXI

(Lesné et Simon. — *Société de Pédiatrie*, 18 janvier 1910.)

L'enfant Édouard L..., âgé de 4 mois, entre à l'hôpital le 26 novembre 1909, pour des phénomènes dyspeptiques, de caractère banal : selles séreuses, verdâtres, liquides, fréquentes ; gros ventre météorisé, langue sèche ; température normale. Mais, à un examen attentif, on remarque quelques signes frusques de réaction méningée : distension de la fontanelle ; à la moindre excitation, l'enfant présente une contracture de la nuque et du dos excessive ; en même temps les membres se raidissent et semblent en imminence de contracture.

Il existe un écoulement légèrement fétide au niveau de l'oreille droite. Une ponction lombaire, pratiquée le lendemain 27 novembre, permet de retirer quelques centimètres cubes d'un liquide eau de roche. Après centrifugation, il se forme un très faible culot, constitué exclusivement par des mononucléaires, parmi lesquels les lymphocytes prédominent beaucoup.

La situation s'améliore les jours suivants, au point de vue intestinal ; mais les contractures restent les mêmes ; température toujours normale.

Le 7 décembre, légère élévation à 38° ; le 8, la température monte à 38°5 ; le 9, elle est à 39°2 , brusquement l'enfant est tombé dans le coma, avec de petits mouvements convulsifs aux extrémités. On pratique alors une seconde ponction lombaire ; on ne retire qu'une petite quantité d'un liquide trouble, rosé : celui-ci ne s'éclaircit pas par la centrifugation ; une goutte de liquide qui surnage renferme seulement de très nombreuses chaînettes de streptocoque gardant le Gram ; dans le culot, on retrouve les mêmes chaînettes, auxquelles s'associent quelques leucocytes très altérés.

L'enfant meurt le lendemain, après avoir atteint 40°. A l'autopsie, on trouve seulement de la congestion des différents viscères abdominaux, surtout du foie, une hypertrophie marquée de la rate. Il n'y a pas trace de méningite purulente au niveau du cerveau ou de la moelle, mais la pie-mère est congestionnée, et la substance grise des circonvolutions nettement ramollie, avec de l'injection des vaisseaux. La moelle épinière est hyperémiée, surtout au niveau de sa face antérieure.

Observation XXII

(*Des mêmes*)

Georgette Ch..., âgée de 12 ans 1/2, entre à l'hôpital Bretonneau le 25 décembre 1909 ; elle est malade depuis le 21. Le médecin avait pensé d'abord à une fièvre typhoïde ; puis avait constaté le matin du 25 des vomissements et le signe de Kernig. Il fait le diagnostic de méningite cérébro-spinale et l'envoie à l'hôpital, on remarque : raideur de la nuque, du tronc et des membres, Kernig accentué. Mais en outre il existe un état adynamique très profond; l'enfant est prostrée, le pouls est très fréquent et irrégulier ; bien que la température ne soit que de 38°, la langue est sèche et rôtie.

On fait aussitôt une ponction lombaire; on retire de 2 à 3 centimètres cubes d'un liquide trouble, épais et visqueux; et on injecte ensuite 30 centimètres cubes de sérum de Dopter.

Le lendemain, l'état est beaucoup plus grave encore, la température est montée à 39°; l'enfant est dans le demi-coma, mais avec des mouvements continuels des membres, surtout au niveau des extrémités ; la face est cyanosée, la respiration difficile et bruyante. La raideur est toujours aussi marquée.

Seconde ponction lombaire : on retire 25 centimètres cubes

d'un liquide moins visqueux que la veille, mais très trouble. On injecte 40 centimètres cubes de sérum de Dopter.

Mort le 27 décembre au matin, dans le coma, avec 40°.

A l'autopsie, on trouve un peu de liquide purulent dans la plèvre gauche ; et, au niveau du cerveau, un pus concret très épais, tapissant les sillons des circonvolutions, les ventricules le confluent arachnoïdien inférieur et la moelle dans sa totalité. La plupart des organes sont tous dans un état de putréfaction assez avancée, l'examen anatomique ayant été fait près de quarante-huit heures après la mort, et l'étude microscopique du cerveau n'a pas été pratiquée.

Le liquide de la première ponction, centrifugé, donna un culot abondant, contenant un très grand nombre de polynucléaires, et quelques microbes ; ceux-ci étaient tous extra-cellulaires, et assez polymorphes, néanmoins on n'en voyait pas en grain de café ; la plupart étant plutôt lancéolés et gardant le Gram, mais sans capsule bien nette. On en voyait de 10 à 30 par champ microscopique.

Le liquide de la seconde ponction présente un aspect tout différent : il ne se clarifie pas par la centrifugation ; une goutte de liquide qui surnage se montre rempli de pneumocoques tassés les uns contre les autres ; dans le culot on retrouve le même aspect, mais en outre il y a quelques éléments cellulaires (2-3 par champ) difficilement reconnaissables.

Nous avons enfin identifié ce germe : il ne pousse pas sur la gélose simple, mais pousse bien sur sérum et sur gélose au sang en fines colonies transparentes ; il tue la souris en trente-six heures et dans le sang du cœur de l'animal on retrouve le pneumocoque.

Observation XXIII

(Georges Guillain et Cl. Vincent. *Soc méd. des hôp.*, 21 janvier 1910.)

Il s'agit d'un homme de 42 ans, camionneur, entré à l'hôpital Cochin, à la salle Chauffard, le 9 août 1909. Il présentait les signes tout à fait typiques d'une pneumonie du sommet droit. Cette pneumonie avait débuté trois jours auparavant. Cet homme ne présentait aucun antécédent pathologique intéressant à mentionner.

L'évolution de cette pneumopathie paraissait normale, la dyspnée était légère, les signes locaux avaient leur cycle habituel, le cœur battait régulièrement, quand, le 12 août, soit au sixième jour de la pneumonie, le malade fut pris subitement, à 1 h. 1/2 du matin, d'un délire furieux ; il se leva de son lit, courut à une fenêtre, cria au voleur, à l'assassin ; on ne parvint à le maintenir qu'avec les plus grandes difficultés.

A 9 heures du matin, nous l'avons trouvé en plein délire, marmotant des phrases inintelligibles, les lèvres tremblantes ; on constatait une certaine raideur des bras et le signe de Kernig. Dans le courant de la journée il tomba dans un état comateux et mourut à 9 h. 1/2 du soir, soit vingt heures après le début des phénomènes délirants.

Au point de vue clinique, nous pouvions poser le diagnostic facile de délire hallucinatoire aigu au cours d'une pneumonie du sommet. Le début brusque de ce délire rappelait les cas décrits par Trousseau dans l'encéphalopathie rhumatismale ; mais la cause exacte du délire ne pouvait, par la clinique, être affirmée. Seul, le signe de Kernig ébauché orientait la diagnose vers la possibilité d'accidents méningés ; nous rappellerons toutefois que la valeur diagnostique du signe de Kernig, au cours de la pneumonie, n'est pas précisée ;

il semble que ce signe puisse exister dans cette affection sans réactions méningées nettement appréciables.

Une ponction lombaire fut immédiatement pratiquée et permit de retirer deux tubes de liquide louche. Immédiatement, l'un d'eux fut mis sur le centrifugeur électrique ; au bout de dix minutes, le culot très abondant fut étalé sur une lame et coloré au bleu de Unna. Nous avons constaté, non sans surprise, que la préparation montrait exclusivement un diplocoque ayant la morphologie du pneumocoque, et cela avec une abondance extrême et sans que les recherches les plus minutieuses puissent déceler un seul élément figuré reconnaissable. Craignant une erreur quelconque, le second tube fut traité de la même façon ; il contenait de même, exclusivement, le même microbe. Pour plus de sûreté encore, le soir, vers 6 heures, après qu'une injection de sérum antidiphtérique eut été pratiquée dans la cavité arachnoïdienne comme essai thérapeutique, du liquide céphalo-rachidien fut encore recueilli dans deux tubes particulièrement soignés au point de vue du nettoyage et de la stérilisation. Le résultat fut encore le même.

Le liquide céphalo-rachicien contenait donc une véritable culture pure d'un microbe de l'inoculation à la souris, la coloration au Gram et les cultures en milieu artificiel montrèrent être le pneumocoque.

Le fait particulièrement intéressant à noter est que, sur aucune préparation, on ne pouvait déceler des éléments cellulaires dans le liquide céphalo-rachidien de ce malade.

L'examen des pièces anatomiques présente, croyons-nous, un certain intérêt.

Nous mentionnerons simplement l'existence de la pneumonie du sommet (au seuil de la suppuration), de quelques altérations rénales, et une dégénérescence graisseuse hépatique commençant à la périphérie du lobule ; nous désirons insister spécialement sur l'état du système nerveux central.

Sur le cerveau et sur la moelle n'existait aucun exsudat, au sens de coagulum fibrineux extraméningé, mais partout un état fortement opalescent des méninges cérébrales et médullaires, dérobant aux yeux les sillons et rappelant un peu ce qu'on voit dans les méningo-encéphalites diffuses au début. A noter qu'au niveau de la moelle cette infiltration méningée (nous l'appelons dès maintenant ainsi) était plus intense sur les cordons postérieurs et à la région cervico-dorsale qu'ailleurs.

Des coupes microscopiques furent pratiquées sur le cerveau (2e frontale, 1re et 2e temporales gauches), sur la moelle (région cervicale, région lombaire) et aussi sur le nerf radiculaire.

Partout le microscope montre la même énorme infiltration leucocytaire de la méninge. En effet, la pie-mère à l'état normal forme sur la substance nerveuse une mince couche constituée par des fibres conjonctives contre lesquelles sont plaquées des cellules. Ici la pie-mère a pris de l'épaisseur, sur certaines coupes elle a presque 1 millimètre. Elle est constituée par un réseau conjonctif formant des mailles au milieu desquelles on voit des vaisseaux et des éléments figurés. Les vaisseaux sont congestionnés, leurs tuniques cependant ne sont pas altérées. Les éléments figurés sont plus intéressants: ce sont des éléments de morphologie différente, mais spécialement des polynucléaires, dont le noyau est bien conservé, sans pycnose, et dont les granulations sont visibles sur les coupes colorées au Leischmann. Sur quelques-uns d'entre eux on voit des figures de phagocytose (pneumocoques inclus). Sur des colorations au bleu de Unna et au Gram on voit que les mailles de la pie-mère sont infectées de pneumocoques lancéolés, ordonnés en diplocoques, parfois en chaînette de deux ou trois éléments.

Quelques détails importants sont encore à noter. Du côté de la cavité arachnoïdienne, le tissu pie-mérien est serré comme à l'état normal, il ne forme pas de mailles ; les polynucléaires se sont, en quelque sorte, tenus à distance de la cavité arachnoïdienne. Sous cette méninge enflammée, le cerveau apparaît normal. Les mêmes adhérations se retrouvent au niveau de la moelle et sur le nerf radiculaire.

Observation XXIV

(GAUJOUX ET MAILLET. — *Annales de médecine et chirurgie infantile*, 15 février 1910.)

G. L..., âgé de dix mois, apporté le 22 novembre 1909 à la clinique des maladies des enfants (professeur Baumel) parce qu'il présente depuis quinze jours une impotence fonctionnelle des quatre membres, du tronc et du cou. L'enfant fut pris brusquement il y a quinze jours au milieu de la nuit de fièvre intense et présenta un ou deux vomissements peu abondants ; puis tout rentra dans l'ordre.

Il est impossible de savoir si l'enfant n'a pas présenté d'angine ni de catarrhe nasal ; il toussait un peu mais n'avait ni fièvre ni dyspnée et paraissait en somme bien portant.

Il n'y eut donc qu'une mauvaise nuit avec vomissements, fièvre et aussi quelques secousses convulsives d'ailleurs peu marquées sans grand tableau éclamptique, puisque le médecin ne s'en préoccupa même pas ; il n'y avait vraisemblablement ni Kernig ni raideur de la nuque. Le matin venu, tout rentre dans l'ordre, la fièvre tombe ; l'enfant est mis au sein et le prend normalement ; ce n'est que le lendemain que l'entourage du petit malade s'aperçoit que celui-ci ne remue, quand on le démange, ni bras ni jambes ; on a noté encore, semble-t-il, quelques mouvements, les premiers jours, au niveau des mains, mais la paralysie des membres ne tarde pas à être complète : elle a paru même toujours s'étendre puisque l'enfant ne peut bientôt plus soutenir sa tête.

Examen. — Le 24 novembre, l'enfant, allongé sur la table d'examen, paraît en état de flaccidité musculaire absolue ; si on lui soulève les bras et les jambes, ils tombent tous inertes et sans aucun temps d'arrêt. L'enfant, assis sur les fesses, ne peut pas se maintenir dans cette position ; la tête et la colonne vertébrale s'affaissent aussitôt, le tronc plié en avant, en arrière ou sur un côté, suivant la position donnée à la tête elle-même.

Au niveau de toutes les articulations du corps, on constate une mobilité anormale des segments osseux; la laxité articulaire est extrême. Ni raideur de la nuque ni Kernig, puisque la flexion forcée peut au contraire être notablement exagérée. Légère déviation de la face à droite avec peut-être un peu de strabisme interne de l'œil droit. Pas d'inégalité ni de réaction pupillaire anormales.

Aucun réflexe tendineux ; les réflexes cutanés paraissent presque entièrement abolis, mais ces faits sont d'une observation difficile, étant donnée l'indocilité de l'enfant.

La sensibilité à la douleur paraît presque entièrement abolie; le petit malade ne réagit en effet, à certains moments, à la piqûre ni par des mouvements (il est paralysé) ni par des cris. Les autres sensibilités sont impossibles à apprécier.

L'état des sphincters ne peut être déterminé, étant donné le jeune âge de l'enfant.

Le 24 novembre, est pratiquée une *ponction lombaire* qui donne un liquide en état manifeste d'hypertension, mais très limpide, eau de roche. La centrifugation longtemps prolongée ne laisse pas voir de culot appréciable, mais l'étalement sur lame et la coloration du fond de tube démontrent la présence d'un très grand nombre de diplocoques encapsulées (30 à 50 par champ), prenant le Gram et qui semblent être même déjà à première vue des pneumocoques, mais qu'identifient bientôt définitivement les cultures et les inoculations.

On ne constate d'ailleurs, sur la lame d'étalement du culot, aucune réaction leucocytaire (ni mono ni poly); le champ tout entier du microscope est occupé par le nombre considérable de microbes fortement colorés.

L'*examen chimique de liquide C. R.* (dû à l'obligeance de notre ami Mestrezat) révèle une quantité notable d'albumine (0,10) ; le reste de la formule est normal.

Il n'a pas été possible de procéder *à l'examen électrique* habituel de chaque muscle. Mais notre ami le Dr Marquès a bien voulu essayer d'établir les résultats de l'exploration par faradisation générale des membres supérieurs, puis des membres inférieurs ; les observations suivantes ont pu être faites :

Membres supérieurs : contraction avec rapidité normale des fléchisseurs et extenseurs des doigts et des biceps droits et gauches ; la contraction du triceps paraît faible.

Membres inférieurs ; contraction lente des jumeaux droits et gauches, contraction des jambier et péronier droits, tandis que la contraction des mêmes muscles à gauche n'a pu être perçue. Pas de contraction perceptible au niveau des cuisses.

Traitement. — L'enfant est soumis à un traitement électrique prudent (courant galvanique léger). On a fait trois ponctions lombaires suivies d'injection d'électrargol (5 et 10 cc.).

Résultats. — 15 janvier. — L'état de l'enfant est déjà amélioré ; la sensibilité est entièrement et très rapidement revenue ; la motilité est en partie rétablie au niveau des mains et des avant-bras, peut-être aussi un peu au niveau des jambes puisque l'enfant, légèrement soutenu sous les bras et le tronc bien sanglé, peut se maintenir un instant debout ; les muscles du cou ont aussi recouvré une partie de leur tonicité ; la tête n'est plus aussi branlante ; la parésie faciale et le strabisme nterne gauche sont très atténués, mais les muscles du dos paraissent demeurer plus atteints, et l'on doit laisser l'enfant couché pour éviter l'exagération d'une cyphose dorsale ; dans les muscles des cuisses, on ne perçoit aucune contraction. Au point de vue des données fournies par l'étude du liquide C. R., on n'y retrouve actuellement que 0 gr. 30 d'albumine et quelques microbes en voie de phagocytose dans quelques polynucléaires (2 à 0 par champ).

La culture reste négative.

5 février. — L'enfant paraît bien portant, la paralysie des muscles du tronc et des membres inférieurs semble en voie de régression.

Une autre ponction lombaire montre un peu d'hypertension, mais ni cellules ni microbes.

Observation XV

(Chauffard et Vincent. — *Soc. méd. des hôp.*, 15 avril 1910.)

Femme de 36 ans, ménagère, entre à Cochin, salle Delpucch, pour vomissements. Rien d'intéressant dans ses antécédents, sauf quelques angines.

Le début de l'affection actuelle paraît remonter au milieu de l'année 1908. A ce moment elle ressentit de légers troubles gastriques. En mai 1909 les phénomènes s'accentuèrent ; des vomissements alimentaires ou bilieux survenant après les repas apparurent. Après des alternatives de mieux et de pis la malade entre à l'hôpital le 24 janvier 1910.

L'examen du tube digestif ne révèle qu'un gros foie sans grosse rate. On trouve de plus les signes d'une néphrite en évolution, la conclusion de ce premier examen est la suivante : gastrite et gros foie éthylique d'une part, néphrosclérose d'origine indéterminée d'autre part. La malade est soumise au régime lacté et aux alcalins. Le quatrième jour après l'entrée, vers 10 heures du soir, elle est prise de crises épileptiformes pour lesquelles l'interne de garde fait une saignée, et elle tombe dans le coma.

Le 28 au matin on constate une inconscience absolue, une respiration de Cheyne-Stoke typique des mouvements transversaux lents des globes oculaires, le signe de Babinski des deux côtés et chose singulière une température de 39° ; enfin des vomissements survenant de temps à autre, et une incontinence d'urine qui rend impossible toute analyse.

Les autres fonctions nerveuses paraissent normales ; il n'existe pas de Kernig. Dans l'après-midi deux ponctions lombaires sont pratiquées ; la température s'élève à 39°5 puis le lendemain à 40° et la malade succomba.

A l'autopsie on trouve un gros foie, de petits reins pesant 130 et 110 grammes adhérant à la capsule adipeuse, rouges, avec de petits kystes, bref, ayant les caractères du petit rein granuleux. Le cœur est gros ; il existe quelques cuillerées de liquide dans le péricarde. Les poumons présentent de l'œdème surtout aux sommets, état atélectasique des bases mais pas de pneumonie. L'examen macroscopique du système nerveux est négatif.

La ponction lombaire pratiquée dix-huit heures après l'attaque épileptiforme et à deux reprises pour écarter toute erreur donne un liquide clair, albumineux.

Après centrifugation on trouve au microscope des polynucléaires paraissant inaltérés ; de plus, les préparations montrent *une abondance extrême de diplocoques* qui après culture a été reconnue faire partie des pneumocoques peu virulents. Cette faible virulence a été confirmée par l'expérimentation.

L'examen histologique du système nerveux ne montre pas de lésion de cellules ni des cordons, à peine quelques corps granuleux à la périphérie de la moelle et à l'entrée des racines sensitives. L'examen des méninges pratiqué au niveau du huitième segment ne nous a révélé aucune réaction inflammatoire. Toutes les tuniques des vaisseaux sont normales. De temps en temps on trouve un ou deux polynucléaires et de très loin en très loin un diplocoque lancéolé. Il n'y a pas de méningite cérébrale ou médullaire. On coupa en série trois nerfs radiculaires suivant la technique de Nageotte, huitième cervical, quatrième lombaire et deuxième sacré ; chacun montra une réaction inflammatoire, à prédominance sur le nerf lombaire, et la présence de pneumocoque en colonies. Par endroits il existe de véritables nappes de polynucléaires entre lesquels on peut colorer les pneumocoques. Il existe un véritable foyer de méningite locale sur les nerfs radiculaires.

Observation XXVI

(Lesieur, Froment et Garin. — *Soc. méd. des hôp. de Lyon*, 31 mai 1910.)

Pneumonie grave avec hyperthermie (41° pendant 4 jours) et prostration. Sédation des symptômes graves à la suite de bains chauds ; électrargol : défervescence le quinzième jour. Le seizième, hémiplégie gauche avec exagération précoce des réflexes et signe de Babinski. Ponction lombaire les dix-septième et vingtième jour.

Première ponction. — Peu d'hypertension, on retire dix centimètres cubes de liquide limpide ; aucun culot après centrifugation. Le liquide cultivé en bouillon à 37° en vingt-quatre heures donne une culture pure de diplocoques lancéolés, encapsulés, prenant le Gram. Inoculation positive à la souris.

Deuxième ponction. — Mêmes résultats. L'examen cytologique à l'état frais montre de très rares éléments (3 par champ). Après fixation et coloration à l'éosine hématéine on compte à peine sur toute la préparation 4 ou 5 lymphocytes. Hémoculture négative le vingtième jour. Guérison mais non *restitutio ad integrum.* Exagération des réflexes rotuliens, épilepsie spinale, diminution des forces persistant encore neuf mois après.

Observation XXVII

(LEMIÈRE ET VAUCHER. — *Journal de Médecine interne*, 10 octobre 1910.)

B..., 47 ans, charretier, entre dans le service du professeur Widal, à l'hôpital Cochin, le mardi 1er mars, à 10 heures du soir.

Le malade est dans le coma; il ne répond à aucune question mais exhale des plaintes continuelles. On est frappé de l'état de trémulation surtout accentué au niveau des mains et de la face.

La pression des masses musculaires provoque des plaintes et des soubresauts tendineux.

Il existe de la raideur de la nuque très prononcée, du trismus, de la contracture en flexion des membres supérieurs ; le signe de Kernig fait défaut. Il existe un léger myosis; pas d'inégalité pupillaire, pas de strabisme, pas de nystagmus, pas de déviation conjuguée de la tête et des yeux.

Les réflexes rotuliens existent, mais très faibles. Les réflexes cutanés (cremastériens et abdominaux) sont abolis.

Les deux articulations des genoux sont tuméfiées; les culs-de-sac articulaires sont distendus et nettement fluctuants.

La température est à 40°2 Le pouls bat à 130, faible mais régulier.

Les bruits du cœur sont sourds, mais on ne perçoit pas de souffle.

La respiration est à 38 par minute. Rien de particulier à l'examen du poumon. Le malade ne crache pas.

La langue est sèche et rôtie. Le malade perd ses matières et ses urines. Les urines recueillies à la sonde ne contiennent ni sucre, ni albumine.

Le 2 mars, à la visite du matin, l'état du malade est à peu près le même. La température est à 41°. Le pouls est filiforme.

Le malade est dans le coma, mais toujours trémulent. Il se plaint et s'agite quand on examine ses genoux.

La mort survient le même jour à 6 heures du soir.

Ponction lombaire (le 2 mars). — Liquide louche ne s'éclaircissant pas par centrifugation au centrifugeur électrique. Le culot assez abondant, obtenu néanmoins, se montre, après étalement sur lame, constitué uniquement par des diplocoques lancéolés, en quantité innombrable. Les éléments cellulaires font défaut. On trouve à peine deux ou trois polynucléaires très avariés, sur l'étendue d'une lame.

Abandonné à lui-même le liquide ne s'éclaircit pas ; il ne s'y forme pas de coagulum fibreux.

Les cultures et l'inoculation montrent qu'il s'agit de pneumocoque.

Ponction de l'articulation du genou droit (2 mars). — Pus verdâtre et mal lié. Au microscope très nombreux polynucléaires et pneumocoques innombrables.

Ensemencement du sang (2 mars). — Culture abondante de pneumocoque en vingt-quatre heures.

Autopsie. — *Poumon gauche.* — 585 grammes. Normal.

Poumon droit. — 810 grammes. Nombreuses adhérences pleurales unissant le poumon à la paroi thoracique. En un point on voit s'écouler, au moment de la rupture de ces adhérences, quelques gouttes de pus verdâtre. Pas de foyer pneumococcique. Congestion légère de la base sans augmentation de la consistance du parenchyme.

Cœur. — 315 grammes. Normal.

Foie. — 2 320 grammes. Couleur blanc jaunâtre ; à la fois gras et scléreux.

Rate. — 115 grammes. Normale.

Reins. — 180 et 170 grammes. Normaux.

Système nerveux. — Au niveau de la convexité du cerveau, la pie-mère est épaissie, verdâtre, infiltrée de pus. Par contre la surface de la base du cerveau, de la protubérance, du bulbe et du cervelet présente un aspect absolument normal. On ne constate pas le moindre épaississement des méninges, ni la moindre trace de pus dans les confluents sous-arachnoïdiens.

De même on ne peut déceler la moindre trace de méningite au niveau de la moelle épinière.

Discussion. — De ce faisceau déjà volumineux d'observations nous tâcherons de tirer des constatations générales sur l'état du liquide céphalo-rachidien, sur la nature des microbes et l'état clinique des malades, les résultats des autopsies faites et enfin nous en déduirons les hypothèses pathogéniques possibles.

État du liquide. — Le liquide céphalo-rachidien, de tous ces malades, retiré par ponction lombaire, ont macroscopiquement et microscopiquement des attributs spéciaux. Ceux-ci ne sont pas dus à des fautes de technique. Les premiers observateurs qui se sont trouvés en face de ces cas étranges ont, tous, songé à cette cause d'erreur et l'ont éliminée par une deuxième et même une troisième ponction et par un examen instantané des lames accompagnant toutes ces opérations de la plus stricte asepsie. Le liquide est en général légèrement jaune ambré, parfois il est clair, incolore, contenant quelques flocons, quelques fines particules en suspension. Si on l'agite il se produit des ondes donnant au liquide *un aspect moiré*, aspect toutefois moins soyeux que celui qu'on obtient de la même façon avec des cultures de bacilles d'Eberth ou de colibacilles. (Observations 6, 9, 12, 20.) Quel que soit son aspect, clair, moiré, jaune ambré ou même trouble, blanchâtre, ce liquide présente le caractère particulier de *ne pas se modifier par la centrifugation*. Il reste tel qu'il était et le dépôt en général très peu abondant est pulvérulent, facilement dissociable. Le plus souvent il est albumineux mais dans des proportions qui varient dans les petites quantités seulement, souvent l'acide azotique ne suffit pas à mettre en évidence ces albumines. Le caractère principal du liquide est qu'à l'examen microscopique, on le voit *fourmillant littéralement d'une quantité prodigieuse de microorganismes*. Ceux-ci soit isolés, soit groupés en placards ou en chaînettes ou même en nappe uniforme couvrent parfois tout le champ du microscope.

On constate que le trouble léger du liquide est dû exclusivement à la présence de cette masse de microbes, à cause de la disproportion considérable entre l'abondance de ceux-ci et la réaction cellulaire minime qu'ils ont déterminée on note en effet *la rareté ou même l'absence de tout leucocyte*. On trouve en général quelques lymphocytes. Cette composition peut varier et lorsque la maladie évolue assez lentement pour permettre de nouvelles ponctions lombaires, on constate parfois une modification. C'est ainsi que dans l'observation 9, le liquide de la première ponction ne présente par endroits que quelques leucocytes ; noyés dans le fourmillement des microbes on en trouve 10 ou 12 au maximum 4 à 6 le plus souvent par champ de microscope, en certains points même ils manquent complètement. Ce sont en majorité des mononucléaires. Le liquide retiré le lendemain est trouble, avec des grumeaux, le culot est important, et les préparations microscopiques montrent des polynucléaires très nombreux formant de larges placards épais et serrés, qu'entourent des pneumocoques beaucoup moins nombreux.

Il en est de même dans l'observation 8 de Dopter.

L'observation 6 de Rist et Boudet nous montre un véritable balancement entre le plus ou moins grand nombre de bacilles et de leucocytes. Une première ponction donne un liquide clair où l'on voit par transparence de très fines particules que la centrifugation dissipe. Les lames sur lesquelles on a mis la goutte de culot ne présentent aucune cellule autre que des hématies et un feutrage de bacilles. Quatre jours après une autre ponction montre des lymphocytes et pas de microbe. Une troisième ponction donne des micro-organismes et très peu de leucocytes. Plus tard quelques lymphocytes et aucun bacille.

Nature de l'agent pathogène. — Cette façon de réagir de l'organisme n'est pas spéciale à certain microbe. Tous peuvent produire ce phénomène. La statistique des 27 observations nous donne :

Seize fois du pneumocoque.	16
Deux fois du coli-bacille.	2
Une fois du tétragène.	1
Une fois du méningocoque.	1
Une fois du bacille de Koch.	1
Une fois du bacille d'Éberth.	1
Une fois du bacille acido-alcoolo résistant.	1
Une fois du streptocoque.	1
Une fois du streptocoque de Bonome. .	1
Une fois du coco-bacille.	1
Une fois un microbe pleiomorphe. . . .	1
	27

Nous voyons combien le pneumocoque *prédomine* mais il a une virulence variable. Dans quatre cas il a des caractères de morphologie, de culture et d'inoculation du pneumocoque de Talamon Frænkel, (mort de la souris en 24 heures) Dans les autres observations, la virulence est atténuée et parfois nulle (observations 10 et 15). Parfois ce pneumocoque meurt au bout de trois jours environ sur milieu optimum (gélose au sang de lapin) ce qui montre sa faible vitalité. Il résulte de cet exposé que *les agents pathogènes les plus différents peuvent causer cette forme très spéciale de méningite, la première place appartenant au pneumocoque*, lequel, si on lui ajoute le streptocoque de Bonome que l'on considère comme étant un pneumocoque se trouve dans les 17/27 des cas. Cette prédominance n'est pas due à une épidémie et malgré les cas observés à la même époque (Mery et Parturier Ruillemot et Ribadeau-Dumas, Debré) on doit écarter cette idée. Les cas à pneumocoques ont été apportés à toutes les époques, par Netter en 1900 jusqu'à Lemiere et Vaucher en 1910. Il n'y a pour être convaincu de ce fait qu'à jeter un regard sur les observations qui sont groupées par ordre chronologique. De plus s'il y a une méningite épidémique, c'est celle à méningocoque. Or nous ne possédons qu'un seul cas dû à ce microbe (obs. 4, Pathoir et Dehon).

Cette fréquence du pneumocoque est le plus souvent soulignée par l'issue fatale de la maladie. Sur dix-huit des malades qui succombèrent, treize étaient atteints de méningite à pneumocoque. Ce fait est très intéressant à signaler. On connait en effet la bénignité de presque toutes les affections pneumococciques ; les arthrites, les pleurésies ont un pronostic assez bon ; au contraire il semble que ce microbe ait une action spécialement nocive sur le système nerveux. La fréquence du pneumocoque s'explique un peu dans ces méningites par ce fait que c'est le microbe pathogène qui provoque d'une façon générale le moins de réaction. Schottmuller dans un rapport publié par *la Gazette de Munich* signale qu'il n'a dans aucune méningite, trouvé tant de microbes que dans celles à pneumocoques et que leur nombre n'est pas proportionné au nombre des leucocytes.

Étude clinique. — Autant de résultats de ces ponctions lombaires sont caractéristiques, autant l'aspect clinique des différents malades est banal : les symptômes sont ceux que l'on rencontre dans toutes les méningites cérébro-spinales (convulsions, raideur de la nuque, signe de Kernig, opisthotonos, troubles des sphincters, fièvre, etc...). Quelquefois les symptômes médullaires sont insignifiants ; ce sont les signes cérébraux qui dominent. L'évolution de la maladie est assez variable, tantôt elle est foudroyante, le malade meurt en deux ou trois jours, tantôt elle est plus longue, allant à quinze jours d'autres fois, mais c'est la grande minorité des cas, il y a guérison, absolue ou non.

Huit des malades dont nous avons recueilli l'histoire ne sont pas morts, et parmi eux trois ont gardé des reliquats. La malade de Patoir et Dehon (obs. 4) a gardé une paralysie du droit externe gauche. Celui de Gaujoux et Maillet reste paralysé des muscles du tronc et des jambes (obs. 24). Enfin le malade de l'observation 26 est un paraplégique.

L'âge n'a aucune influence sur la maladie. Celle-ci s'établit tantôt d'emblée, tantôt elle fait suite à une infection. Trois fois nous avons trouvé une otite suppurée et souvent le malade présentait des signes pulmonaires.

Le malade de Guinon (obs. 2) était atteint de dothienenterie ; celui de Dopter avait subi un traumatisme (obs. 8) ; dans le cas de Mery et Parturier le malade était à la période de décroissance de la diphtérie (obs. 10).

Autopsies. — Dix-sept cas nous ont fourni une vérification anatomique. De l'étude de ces autopsies il ressort clairement qu'il y a une distinction à faire entre les méningites dans lesquelles on trouve, soit dans les les enveloppes du cerveau, soit dans celles de la moelle un exsudat purulent tout à fait analogue à celui que l'on rencontre dans les méningites purulentes et celles où tous les phénomènes réactionnels se sont bornés simplement à de l'œdème ou de la congestion. Dans la première classe nous trouvons 9 cas très nets (observation 3, 7, 8, 9, 10, 12, 22, 27), et un cas où les méninges ne sont qu'opalescentes. Cinq, parmi celle-ci, seulement avaient des traînées purulentes sur le cerveau et la moelle (obs. 7, 9, 22, 23, 27).

Il faut mettre à part les deux cas d'abcès de cerveau, l'un tuberculeux (obs. 5) l'autre pneumococcique. Nous ne voyons plus alors que 6 cas sans pus, et parmi eux, un seul est dû au pneumocoque alors que les 10 où l'on trouve du pus avaient tous cette origine bactérienne. Ces deux faits si différents réclament des hypothèses pathogéniques différentes.

Discussion pathogénique. — Devant des faits semblables, qui frappèrent d'étonnement tous les esprits, on a émis de nombreuses hypothèses.

Griffon et Abrami expliquèrent la présence de nombreux microorganismes, sans réaction de l'organisme par un phénomène agonique. L'observation de leur malade justifie cette idée : il s'agissait d'une méningite tuberculeuse chez laquelle vingt-quatre heures avant la mort ils trouvèrent un feutrage de colibacilles. (Obs. 17.) Mais cette « agonie bactériologique » ne peut être en cause dans les autres observations. Il suffit de remarquer qu'il y a des malades qui ont guéri complètement. Dans les autres cas ni la date de la ponction, ni la nature de l'agent pathogène ne sont en faveur d'une telle hypothèse. Dans les cas de guérison on pourrait invoquer l'absence de virulence de l'agent pathogène, mais ces cas sont l'exception. L'extrême gravité de ce syndrome semble au contraire devoir être admise. D'ailleurs comment s'expliquer, qu'alors qu'il suffit d'une simple injection de sérum non-isotonique dans la cavité rachidienne pour provoquer une réaction cellulaire, la présence de microorganismes même peu virulents dans cette même cavité ne produit aucun phénomène de défense de l'organisme (Vidal). Dans la majorité des cas, en outre, l'extrême virulence du pneumocoque a été mise en évidence par l'inoculation à la souris qui succomba très rapidement.

Lesné et Simon ayant, dans un cas (obs. 22) injecté préventivement 30 centimètres cubes de sérum de Dopter et ayant vu le liquide se transformer alors et donner le syndrome que nous étudions, ont pu songer, devant un changement aussi rapide, à l'hypothèse que l'adjonction du sérum de cheval avait changé le liquide céphalo-rachidien, qui est habituellement un milieu de culture assez pauvre (Concetti), en un milieu de culture optimum, chargé de substances albumineuses ? C'est d'ailleurs un cas unique ; le sérum de cheval a pu contribuer à la pullulation des microbes ; mais celle-ci doit reconnaître des causes générales analogues à celles des autres observations.

Widal considérant que la suceptibilité extrême des méninges ne pouvait présenter des cas réels de non réaction, a pensé que dans tous les cas l'appel leucocytaire se produit, mais que par une sorte de *sédimentation* les leucocytes se déposent au fond du sac arachnoïdo-pie-mérien, tandis que les microbes surnagent dans le liquide, ou encore qu'il se produit un phénomène de *coagulation* : la fibrine emprisonnant les globules blancs et laissant exsuder la sérosité chargée de microbes. Les autopsies en général ne confirment pas cette manière de voir ; on trouve généralement ou bien une méningite purulente avec un exsudat jaunâtre couvrant la calotte, et plus discret à la base, ou bien un exsudat lardacé des zones basilaires. Les méninges spinales sont très rarement le siège des tactus purulents (5 cas seulement).

S'agit-il, comme le dit Achard, d'une *infection limitée d'abord aux méninges crâniennes* et ayant envahi secondairement les méninges rachidiennes. Il parle même d'une conformation anatomique spéciale qui n'a d'ailleurs jamais été constatée.

Les cas d'abcès pouvaient reconnaître cette pathogénie : l'abcès s'ouvrant brusquement met en liberté les microbes qui, se trouvant dans un milieu de culture qui leur convient, pullulent avec une extrême rapidité alors que la réaction cellulaire avorte en raison de la gravité de l'injection.

Nous croyons qu'il faut pour l'explication de ce syndrome étrange scinder les faits en deux catégories répondant à des pathogénies différentes. D'abord les cas *où il n'y a pas trace de concrétion purulente ;* les méninges ne réagissent pas du tout, ou sont simplement congestionnées. Ensuite les cas où il y a des *traînées ou des placards de pus* dans l'espace sous-arachnoïdo-piemérien, soit sur l'encéphale seulement, soit sur tout le système nerveux central. Pour les premiers deux explications nous semblent possibles. Dans les formes foudroyantes, on peut penser que l'organisme surpris par une attaque d'une violence inouïe n'a pas le temps de réagir. A peine peut-il augmenter un peu la circulation de la région envahie que déjà la partie est perdue. Il y a une véritable sidération de l'organisme qui n'a pas le temps de faire état de tous ses moyens de défense ; Les toxines bactériennes, ou bien ne provoquent rien, ou bien ne donnent lieu qu'à un phénomène vaso-dilatateur, mais ne vont pas jusqu'à donner le temps aux tissus lymphoïdes et myéloïdes sollicités, de produire des globules blancs de façon intense.

D'autre part l'hypothèse de Rist et Boudet, nous semble permettre une interprétation assez exacte des faits. Il s'agit d'une chimiotaxie négative des microbes vis-à-vis des leucocytes.

Engelman, Pfeffer, Stahl ont observé que les varechs monocellulaires mobiles, les diatomées, les bactéries et d'autres organismes végétaux inférieurs possédaient une sensibilité particulière vis-à-vis certaines substances chimiques ; que ces substances pouvaient exercer à leur égard une chimiotaxie positive, tandis que d'autres substances pourvues de chimiotaxie négative repoussaient ces organismes unicellulaires. D'après les recherches de Pfeffer, Lehert, Metchnikoff, Gabritchewsky, Richet, etc., les toxines de la plupart des bactéries, les nucléo-albumines, l'oxygène, les sels d'iode et de mercure et en général tous les antiseptiques possèdent une chimiotaxie positive ; l'alcool à 10 °/₀ la quinine, les anesthésiques en général sont doués de chimiotaxie négative. Cette théorie est seule capable d'expliquer la raison de ce fait, que certaines bactéries provoquent toujours une inflammation purulente, et d'autres une inflammation séreuse, comme c'est le cas du bacille du choléra ; que certaines substances font apparaître une inflammation hémorragique avec absence presque complète de leucocytes. La chimiotaxie des leucocytes n'est pas immuable. Elle présente des variations avec la concentration et la température de la solution employée. Une culture peu virulente de microbe injectée sous la peau attire très énergiquement les leucocytes ; la même culture très virulente n'exerce plus aucune action attractive (Chantemesse et Podwyssotsky). Le balancement constaté par Rist et Boudet entre les leucocytes et les bacilles acido-alcoolo-résistants semble bien une confirmation de cette théorie de la chimiotaxie.

La majorité des observations nous présente une réaction purulente tantôt sur le cerveau tantôt sur le cerveau et la moelle. Ce sont les cas de méningites pneumococciques. Le pus est bridé contre la pie-mère, il semble placé très profondément, les vaisseaux se détachant au-dessus en arborisations rouges.

Cet exsudat ne s'est pas formé en quelques heures.

Pour s'expliquer ce phénomène il faut se rappeler les dispositions anatomiques du tissu sous-arachnoïdien, et ses propriétés physiologiques.

Il faut considérer ce tissu comme composé de deux parties ; l'une profonde est composée de mailles tressées finement l'autre superficielle avec des mailles larges. C'est du moins ce qui résulte des descriptions de Retzius, descriptions apportées et commentées par Busse.

Le liquide peut circuler dans la couche superficielle avec une indépendance relative vis-à-vis de la couche profonde. Ainsi on peut comprendre que pris dans ces mailles fines juxta-pie-mériennes les leucocytes forment des placards de pus, le liquide retiré par ponction lombaire étant absolument clair.

CONCLUSIONS

1° Il existe des méningites aiguës et subaiguës dans lesquelles le liquide céphalo-rachidien retiré par ponction lombaire présente des caractères très particuliers : il y a un envahissement massif du liquide par des microorganismes et une absence à peu près complète de cellules.

2° Tous les germes microbiens sont capables de déterminer cet aspect du liquide (streptocoques colibacilles tétragène méningocoque, bacille d'Eberth, bacille de Koch, etc.), mais il y a une prédominance pour le pneumocoque.

3° L'évolution clinique de ces méningites est assez variable. Il n'est pas douteux cependant que dans la plupart des cas elle est rapide ; certaines formes sont même foudroyantes.

4° Il est difficile d'expliquer cet état particulier du liquide céphalo-rachidien. On a émis de nombreuses hypothèses pathogéniques. Il ne nous semble pas qu'une seule et même explication soit valable pour tous les faits. Nous croyons que certains cas doivent être expliqués par une sorte de chimiotaxie négative des microbes vis-à-vis des leucocytes. Ce sont les cas à évolution foudroyante ou l'autopsie ne montre que très peu de lésions.

Dans d'autres cas au contraire on doit expliquer cet aspect particulier du liquide céphalo-rachidien par une indépendance anatomique relative des couches profondes et des couches superficielles du tissu sous-arachnoïdien.

BIBLIOGRAPHIE

1° Bulletin de la Société médicale des Hôpitaux : juin 1909 (page 579), novembre 1908 (pages 503, 510, 512, 513, 516, 544, 545, 594,), avril 1910.

2° Bulletin de la Société de Pédiatrie : 1900, 1908, 1910.

3° Bulletin de la Société anatomique : avril 1902, octobre 1908.

4° Echo médical du Nord : 15 janvier 1905.

5° Annales de médecine et de chirurgie infantiles : 15 février 1910.

6° Journal de médecine interne, 10 octobre 1910.

7° Presse médicale, 16 janvier, 25 août 1909.

8° Schottmuller. — Munchner Medicinische Wochenschrift, 1905, page 1720.

9° Axel Key et Retzius. — Studen in der anatomie des Nerveusystems und des Bindegenwebes, tome 1, pages 125, 135.

10° Milian. — La ponction lombaire.

MAYENNE, IMPRIMERIE CHARLES COLIN

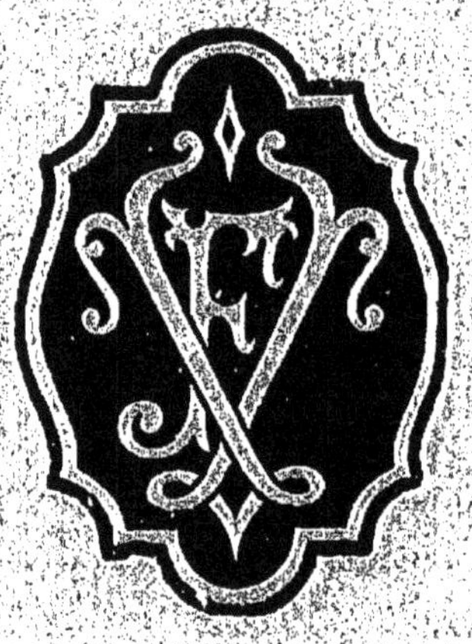

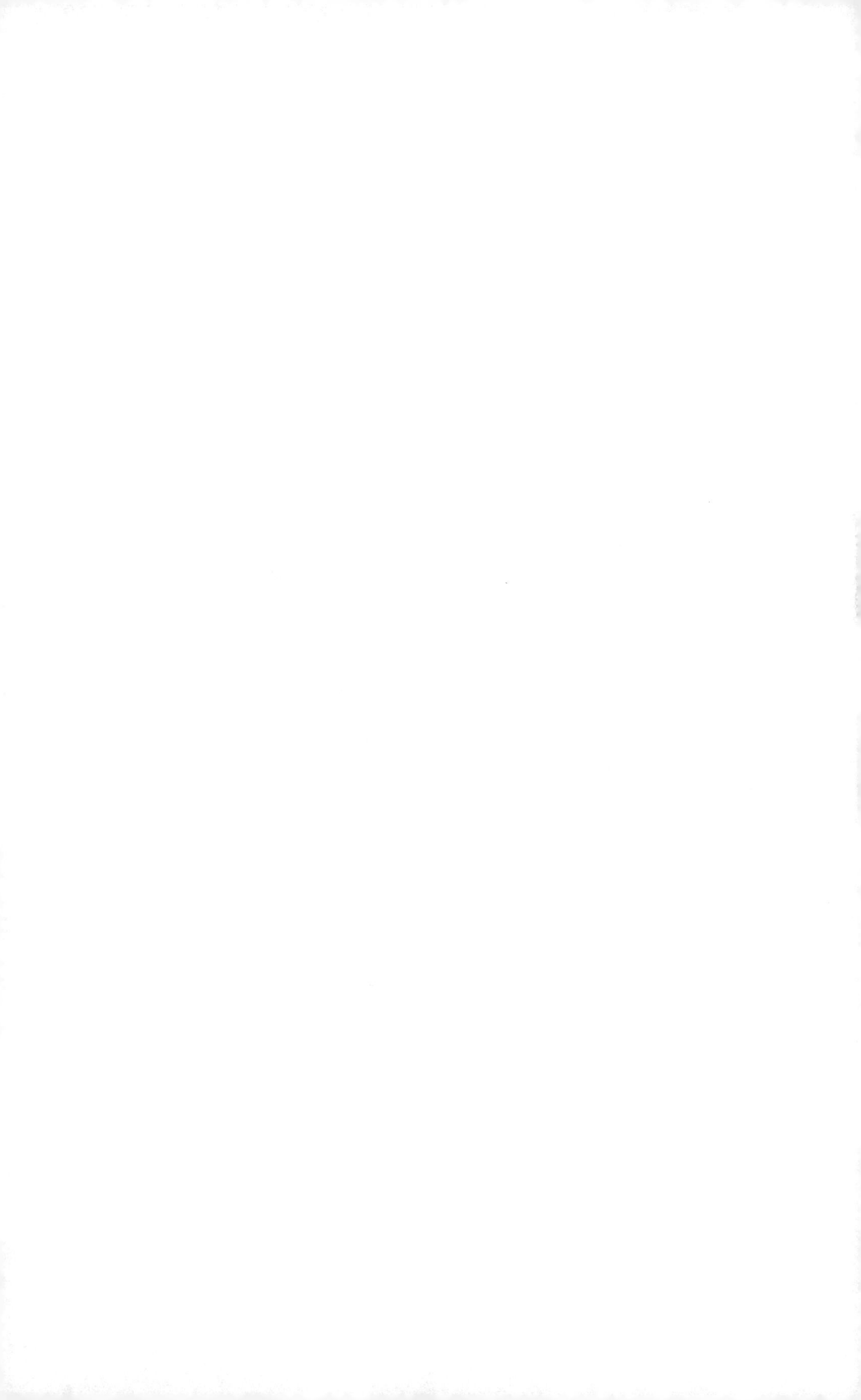

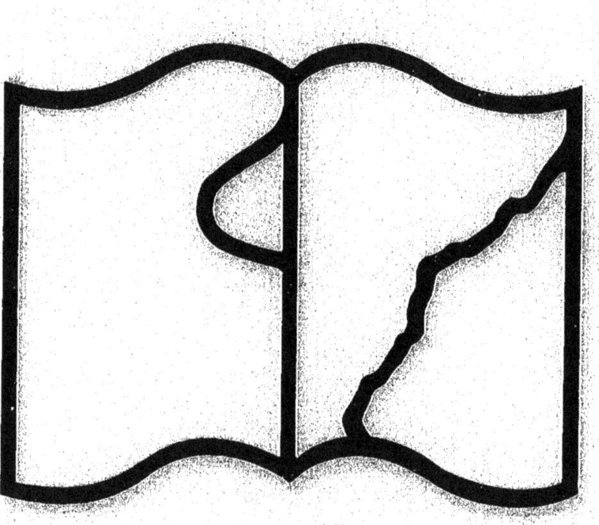

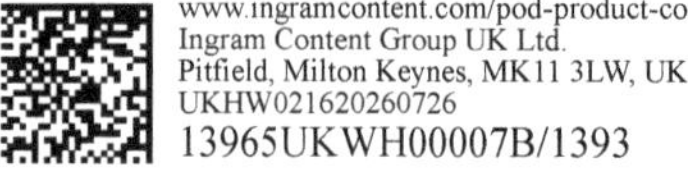

www.ingramcontent.com/pod-product-compliance
Ingram Content Group UK Ltd.
Pitfield, Milton Keynes, MK11 3LW, UK
UKHW021620260726
13965UKWH00007B/1393